*233239*

# TRAITÉ PRATIQUE D'ANALYSE

## CHIMIQUE, MICROSCOPIQUE ET BACTÉRIOLOGIQUE

# DES URINES

PAR

## Gaston DOMMERGUE

EXPERT CHIMISTE

DIPLOMÉ DE LA VILLE DE PARIS

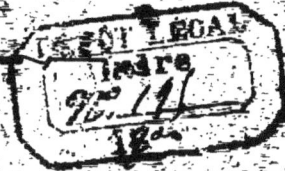

PARIS

A. MALOINE, ÉDITEUR

23-25, RUE DE L'ÉCOLE-DE-MÉDECINE, 23-25

—

1901

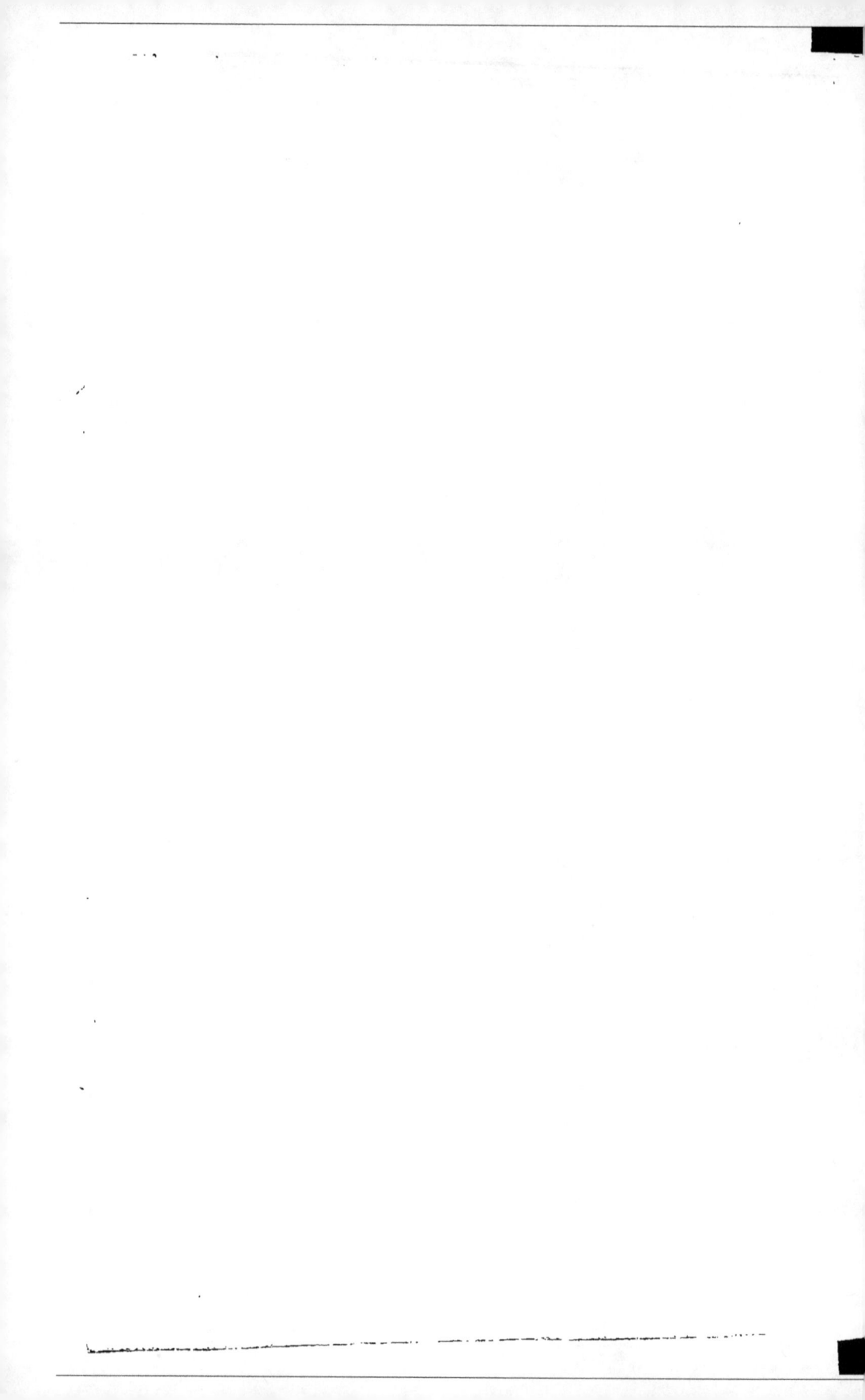

# TRAITÉ PRATIQUE D'ANALYSE
## CHIMIQUE, MICROSCOPIQUE ET BACTÉRIOLOGIQUE
# DES URINES

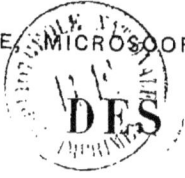

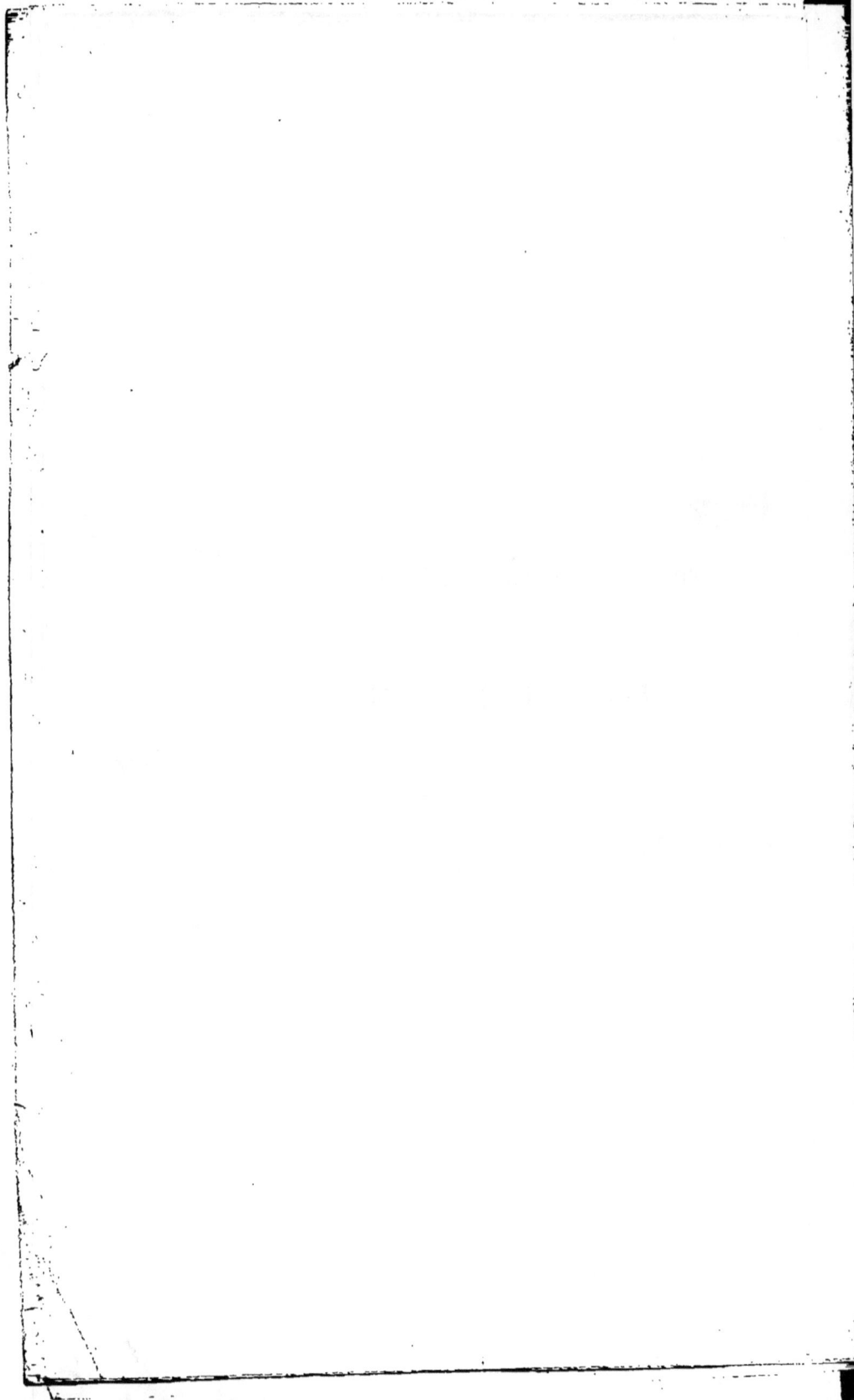

# TRAITÉ PRATIQUE D'ANALYSE

## CHIMIQUE, MICROSCOPIQUE ET BACTÉRIOLOGIQUE

# DES URINES

PAR

## Gaston DOMMERGUE

EXPERT CHIMISTE

DIPLOMÉ DE LA VILLE DE PARIS

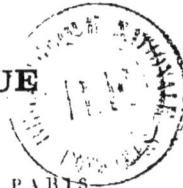

PARIS

A. MALOINE, ÉDITEUR

23-25, RUE DE L'ÉCOLE-DE-MÉDECINE, 23-25

—

1901

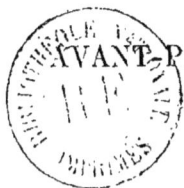

# AVANT-PROPOS

Le travail que nous avons l'honneur de présenter au monde médical et aux chimistes n'est pas une simple compilation comme un grand nombre de traités analogues parus jusqu'à ce jour.

Depuis quinze ans que nous nous occupons particulièrement de l'examen des urines, il nous a été donné d'essayer tous les procédés de recherches et de dosages proposés, et d'observer maintes et maintes fois des urines anormales que l'on rencontre fort rarement. Aussi toutes les anomalies qui ne sont que peu ou pas décrites dans les ouvrages spéciaux traitant de la question trouveront ici une large place, car elles nous sont familières.

Certes il existe de très bons traités analytiques des urines faits par des hommes compétents, mais peu familiarisés avec les opérations chimiques, aussi certains contiennent des procédés irréalisables dans la pratique et la plupart présentent, sur certains points essentiels, des lacunes regrettables, soit au point de vue des méthodes à employer, soit surtout au point de vue des conclusions à tirer.

Pour arriver à pouvoir tirer une conclusion des résultats analytiques obtenus, il faut en effet d'abord être bien fixé sur les méthodes précises que l'on doit employer, et ensuite rapporter ces résultats à l'élimination des vingt-quatre heures.

Une urine peut en effet être anormale et ne pas cependant contenir d'éléments anormaux, tels que : sucre, albumine, bile, etc., si l'élimination des éléments normaux en vingt-quatre heures est elle-même anormale ; on voit donc que la composition rapportée au litre ne présente aucune valeur pour le clinicien, qu'une urine peut-être très chargée et cependant normale si l'élimination des vingt-quatre heures est faible, de même dans les cas de polyurie, l'urine est peu chargée et quelquefois normale également.

Nous signalerons aussi particulièrement certains faits que nous avons constatés et que nous n'avons trouvés décrits nulle part :

La plupart des urines renfermant du sucre contiennent de l'acétone en plus ou moins grande quantité, et chez les glycosuriques le sucre peut disparaître complètement, passagèrement, pour faire place à des quantités parfois notables d'acétone, c'est toujours dans ce cas un mauvais présage.

L'acétone est un produit normal des urines, nous l'y avons constamment rencontré, mais seulement à l'état de traces très faibles dans les urines non pathologiques.

La recherche et le dosage du glucose présentent aussi dans certains cas de sérieuses difficultés, on rencontre en

effet parfois des urines qui, même déféquées, réduisent la
liqueur de Fehling, en donnant des précipités verdâtres
floconneux et qui cependant n'accusent pas traces de
sucre au polarimètre; cette réduction anormale est due à
des éléments urinaires encore mal définis ou à des principes
médicamenteux ayant subis certaines modifications dans
l'organisme. On ne doit donc apporter aucune attention
aux dépôts verdâtres donnés avec la liqueur de Fehling;
la seule et vraie réduction glucosique étant jaune-orangé
ou rouge, suivant l'intensité de la température et l'alcalinité plus ou moins grande de la liqueur.

Nous devons aussi dire ici quelques mots du dosage
de l'acide urique.

Tout le monde sait que jusqu'à présent on ne possède
point de bon procédé de dosage de ce corps, et que tous
les procédés proposés jusqu'ici donnent des résultats dis-
cordants et fantaisistes. Le meilleur est sans contredit le
procédé de Heintz, c'est-à-dire la précipitation lente par
l'acide chlorhydrique, mais il est très long et nécessite
pour être exact des corrections à cause de la solubilité
faible, il est vrai, mais appréciable de l'acide urique; quant
aux méthodes volumétriques, elles sont toutes approxi-
matives. Dans ces derniers temps on s'est donc appliqué
à trouver un procédé de dosage, ne présentant pas ces
inconvénients; le procédé de Gautrelet, récemment proposé est très rapide et donne, comme nous nous en sommes
assuré, des résultats assez concordants avec la méthode
de Heintz.

De plus, on sait quelle importance, les cliniciens atta-
chent aujourd'hui à la présence de l'albumine dans l'urine
même à l'état de traces; dans ces derniers temps de nombreux travaux ont été faits sur cette question qui apparaît
maintenant sous un jour tout nouveau ; il existe en effet
une foule d'albumines dont les propriétés varient avec leur
origine et leur constitution, nous avons donc pensé que
nous devions nous étendre assez longuement sur ce sujet,
car journellement les médecins demandent aux pharmaciens et aux chimistes de caractériser, séparer et doser ces
albumines ; cette question peut de prime abord sembler
très difficile, elle n'est, en réalité, comme on le verra dans
le cours de ce travail, qu'une opération de la plus grande
simplicité.

Enfin nous avons indiqué les meilleurs procédés de
recherche de la bile, du sang, du pus, de l'indol et du scatol; ces deux derniers corps que, à tort, on ne recherche que
rarement, et qui cependant permettent de conclure à des
fermentations intestinales anormales avec des urines qui,
d'après le dosage de leurs éléments ordinaires, seraient
déclarées normales.

Au point de vue de l'examen microscopique nous décrivons aussi complètement que possible les caractères des
sédiments urinaires, des diverses cellules épithéliales,
des cylindres urinaires, des globules sanguins, du pus,
du sperme, etc., et les conclusions que l'on doit tirer de
leur présence.

Enfin, pour être complet, nous donnons des méthodes

de recherches aussi claires que possible, pour caractériser le gonocoque de Neisser et le bacille de la tuberculose
dans l'urine, jusqu'à ce jour aucun ouvrage traitant des
urines n'ayant abordé la bactériologie urinaire ces méthodes
étaient enfouies dans les traités spéciaux de bactériologie
et en usage que dans quelques rares laboratoires
d'urologie.

Puisse ce modeste travail rendre quelques services aux
médecins, aux pharmaciens et aux chimistes nos con-
frères; tel est le but que nous avons poursuivi et nous
serons heureux, si nous sommes parvenus à l'atteindre.

GASTON DOMMERGUE,

Expert-Chimiste.

Diplômé de la Ville de Paris.

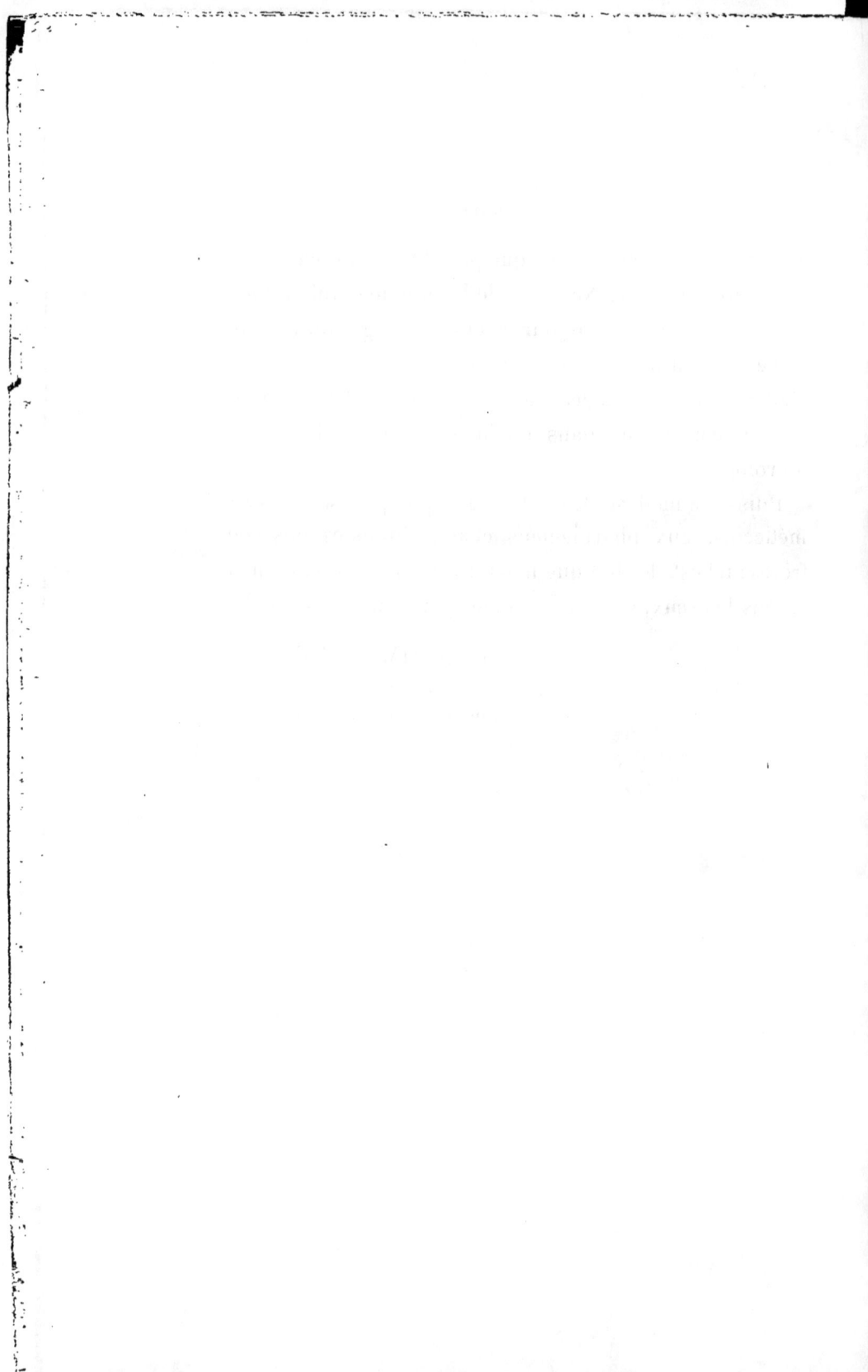

# TRAITÉ PRATIQUE D'ANALYSE
## CHIMIQUE, MICROSCOPIQUE ET BACTÉRIOLOGIQUE
# DES URINES

## CARACTÈRES GÉNÉRAUX

### Volume émis

Certains auteurs admettent que le volume de l'urine émise par un adulte en bonne santé est de un centimètre cube par heure et par kilog du poids de la personne.

Les moyennes généralement admises, notamment dans les Hôpitaux de Paris, sont de 1.300 cent. cubes à 1.400 cent. cubes en vingt-quatre heures pour l'homme et de 1.100 cent. cubes à 1.200 cent. cubes pour la femme.

Ces chiffres peuvent varier suivant l'âge, la température, l'alimentation et le travail.

La sécrétion urinaire n'est pas constante, elle est abondante pendant le jour surtout après les repas, où elle atteint son maximum, ou bien encore après l'ingestion de boissons et passe au minimum pendant la nuit

ou le sommeil, les fonctions de l'organisme étant
ralenties.

Les états pathologiques ont aussi une très grande
influence ; la *polyurie*, ou sécrétion très abondante,
s'observe dans le diabète. les affections nerveuses. etc.; et
l'*anurie*. ou suppression de la sécrétion urinaire, dans
les rétrécissements. l'urémie, la dyssenterie. le cholé-
ra, etc.

Quant on examine une urine au point de vue de sa
composition, il faut donc toujours tenir compte du
volume émis dans les vingt-quatre heures et calculer
les éléments analytiques d'après ce volume; on comprend-
dra en effet facilement qu'une personne urinant peu,
doit, pour conserver l'état de santé et ne pas s'intoxiquer,
avoir des urines très chargées éliminant les résidus normaux de la vie ; aussi pour conclure, la composition par
litre n'a aucune valeur, on doit déterminer la quantité des
divers éléments émis en vingt-quatre heures.

L'urine destinée à l'analyse chimique et à l'examen
microscopique ou bactériologique comprendra donc le
mélange, y compris les dépôts, de l'urine de jour et de
l'urine de nuit, de sept heures du matin, par exemple,
à sept heures le lendemain. recueillies dans un vase bien
propre afin de ne pas entacher d'erreur les opérations
ultérieures de l'analyse, et surtout l'examen bactériologique ou microscopique. Si on a la précaution de mesu-
rer ou de peser l'urine émise. on peut n'envoyer au chimiste chargé de l'analyse, que le volume nécessaire,

c'est-à-dire environ 500 cent. cubes en lui faisant connaître le volume émis dans les vingt-quatre heures ; le chimiste possède ainsi tous les éléments nécessaires, car en déterminant la densité, soit à l'aréomètre, soit à la balance aréothermique de Mohr, il peut, d'après le poids de l'urine, en calculer le volume en employant la formule classique de physique élémentaire : $V = \frac{P}{D}$.

Si, à cause de l'éloignement, l'échantillon d'urine ne peut parvenir au laboratoire chargé de l'analyse dans les douze heures en été et vingt-quatre heures en hiver, on doit y ajouter quelques gouttes de chloroforme ou de formol pour en assurer la conservation, car certaines urines pathologiques s'altèrent très rapidement.

## Aspect

L'urine normale est claire et limpide lors de l'émission, en refroidissant elle se trouble très légèrement en formant un nuage floconneux quelquefois à peine visible formé de mucus et de débris épithéliaux.

Lorsque l'urine *fraîchement émise* se trouble par le refroidissement, le dépôt est formé d'*urate de soude* qui rentre à nouveau en dissolution si on chauffe légèrement ; l'urate de soude étant assez soluble à chaud.

Les dépôts de phosphates et d'oxalate de chaux persistent par la chaleur, on les différencie en traitant à chaud l'urine trouble par quelques gouttes d'acide

acétique qui dissout les phosphates, tandis que l'oxalate
de chaux est insoluble.

Dans les urines très acides, l'acide urique se dépose
avec la plus grande facilité, car il est presque insoluble
en liqueur acide. Les urines alcalines donnent toujours
un précipité de phosphate ammoniaco-magnésien, que
l'on observe aussi avec les urines normales qui, abandonnées au contact de l'air, deviennent ammoniacales.

Les troubles formés par les cellules épithéliales, le
pus, les globules graisseux, le sang, etc., seront très
facilement caractérisés à l'examen microscopique.

## Consistance

L'urine d'une personne en état de santé est fluide, elle
mousse par agitation, mais la mousse ne *persiste pas*, de
plus les bulles sont grosses.

Les urines pathologiques contenant de l'albumine ou
du pus moussent fortement en donnant des mousses
abondantes, fines et persistant très longtemps ; avec
l'habitude on reconnaît très facilement les urines albumineuses à l'aspect de la mousse qu'elles produisent par
agitation.

Les urines contenant du pus abandonnées à elles-
mêmes deviennent alcalines et filantes, parfois très
épaisses, surtout si on les agite avec une baguette de
verre, et quand la quantité de pus est un peu forte elles
se prennent en masse visqueuse qui se fixe à l'agitateur

que l'on peut alors retirer du verre en entraînant toute la matière.

## Couleur

Pour déterminer la couleur d'une urine, la première condition est qu'elle soit claire et limpide ; donc si l'échantillon à examiner est trouble, on devra préalablement en filtrer une petite quantité dans un tube a essai, pour faire l'observation.

La couleur de l'urine normale, c'est-à-dire provenant d'une personne en bonne santé et non fatiguée est le jaune clair ou jaune ambré, l'urine de nuit est toujours plus colorée et plus chargée d'éléments que l'urine de jour, car elle ne subit pas la dilution due à l'absorption des boissons : on voit donc de suite l'importance qu'il y a à recueillir l'urine de vingt-quatre heures lorsqu'on doit en faire une analyse chimique, tant au point de vue du volume émis, que de la composition moyenne, si on veut avoir des résultats présentant quelque valeur, pour la direction du traitement.

La couleur de l'urine varie, on le conçoit aisément, à l'infini, soit sous l'influence de l'alimentation, de la fatigue, des états pathologiques du sujet, soit sous l'action de certains médicaments, comme nous le verrons plus loin.

Les urines peu colorées, émises dans les cas de polyuries ou d'affections nerveuses sont très aqueuses et peu chargées de principes, tandis que les urines de couleur foncée provenant de fatigues ou d'excès de table sont au contraire généralement riches en éléments dissous.

Les urines incolores ou très peu colorées s'observent dans les maladies nerveuses, les crises hystériques par exemple ; les orangées, jaunâtres ou verdâtres dans les affections biliaires, et les rouges ou brunes qui contiennent du sang ou de l'hémoglobine, dans les maladies de vessie, néphrites, hémoglobinurie, etc.

Les urines noirâtres sont des urines cancéreuses, mais il faut toutefois s'assurer que cette coloration n'est pas due à l'action de certains médicaments, ou que l'on n'a pas affaire à une simple urine rouge en voie de décomposition et contenant du sang.

Il faut donc tenir compte de l'influence marquée qu'ont certaines médications sur la coloration des urines, ainsi l'ingestion de santonine, de rhubarbe ou de séné leur communique une teinte jaune foncée, le phénol, la naphtaline et la résorcine une teinte noirâtre, le bleu de méthylène une coloration bleu ou verte si l'urine est fortement colorée en jaune, qui cependant dans certains cas peut manquer. Ces urines bleues abandonnées dans un flacon fermé se décolorent complètement au bout de quelques jours, décoloration due, comme l'ont prouvé MM. Brunner et Strzyzwki, à l'action réductrice de certains microorganismes aérobies. Il suffit d'agiter au contact de l'air ces urines décolorées pour qu'elles reprennent la coloration bleue ou verte primitive.

En résumé, les urines foncées ou colorées sont presque toujours des urines pathologiques que le clinicien ou le chimiste devra examiner avec le plus grand soin.

## Odeur.

L'urine normale fraîchement émise a une odeur particulière, bien connue aromatique, généralement on la définit simplement par odeur urineuse ou sui-generis, mais en vieillissant, elle ne tarde pas à prendre une odeur ammoniacale forte et piquante par suite de la décomposition de ses éléments et principalement de l'urée sous l'influence des ferments, avec formation de carbonate d'ammoniaque. L'alimentation peut aussi, dans quelques cas, avoir une influence sur l'odeur de l'urine, tout le monde sait en effet que les asperges, notamment, lui communiquent une odeur spéciale repoussante due, d'après Neucki, à la présence de méthylmercaptan, de même certains médicaments tels que le copahu et l'essence de thérébentine donnent aux urines des odeurs particulières qui parfois ne sont pas désagréables (odeur de violette).

Les urines contenant du pus sont toujours d'une odeur repoussante, et se décomposent très rapidement.

## Réaction.

L'urine normale est toujours acide à l'émission, abandonnée au contact de l'air elle ne tarde pas à entrer en décomposition, devient d'abord neutre, puis alcaline,

2

c'est-à-dire ammoniacale par suite de la décomposition de ses éléments et principalement de l'urée sous l'influence des ferments.

L'acidité de l'urine est due aux acides qu'elle contient, notamment l'acide urique, et à certains sels tels que le phosphate acide de soude et les urates acides.

Les sels à acides organiques, tartrates, citrates, l'alimentation exclusivement végétale, ou l'usage des eaux bicarbonatées sodiques ou calciques modifient la réaction de l'urine qui devient alors nettement alcaline, mais il est bon de noter que ce phénomène n'est que passager et que si on en supprime la cause les urines redeviennent acides ; donc lorsque des urines sont alcalines par toute autre cause, cette alcalinité indique un état pathologique dont il faut rechercher la cause soit dans une affection des reins, soit dans la paralysie de la vessie ou la présence de calculs.

Les urines alcalines donnent lieu à la précipitation des sels alcalino-terreux, carbonate de chaux, phosphates de chaux et ammoniaco-magnésien qui sont le point de départ des gravelles et des calculs.

### Densité.

L'urine normale chez l'homme a une densité qui oscille entre 1,016 et 1,022, chez la femme la densité est un peu plus faible et on adopte généralement comme moyenne le premier de ces nombres. Ces chiffres ne sont pas absolus et sont très variables, ainsi à la suite d'absorption de grandes quantités d'eau ou dans les cas de polyurie on voit la densité baisser considérablement et même devenir voisine de celle de l'eau, 1,001 par exemple ; au contraire chez les diabétiques l'urine peut acquérir un poids spécifique assez élevé et marquer parfois jusqu'à 1.070 au densimètre.

La densité de l'urine se détermine presque toujours avec un densimètre à tige plate et de petite dimension. auquel on a donné les noms de *pèse-urines, urinomètre, uromètre.*

L'Urinomètre est divisé en demi-degrés de 1.000 à la partie supérieure de la tige à 1.070 à la partie inférieure. La détermination se fait en plongeant l'instrument bien propre dans une petite éprouvette à pied entièrement remplie de l'urine à examiner préalablement bien agitée, et en évitant soigneusement qu'il adhère aux parois ; quand l'urinomètre est au repos, on fait la lecture de densité à la division de la tige de l'instrument coupée par la surface du liquide.

Certaines urines, les urines sucrées et surtout les albumineuses moussent avec la plus grande facilité et rendent la lecture de l'instrument sinon impossible du moins très difficile ; on évitera cet inconvénient quand on remplit l'éprouvette, en l'inclinant et en faisant couler l'urine doucement le long des parois.

La graduation des densimètres et aréomètres est faite en France à la température de 15° centigrades; il convient donc après avoir pris la densité de l'urine d'en déterminer

la température afin de faire subir la correction nécessaire, en plus ou en moins, aux indications de l'urinomètre suivant que la température est supérieure ou inférieure à + 15° centigrades.

**Corrections à faire subir à la lecture de l'urino-
mètre, suivant que la température est inférieure
ou supérieure à + 15° d'après Bouchardat.**

| Températures. | Urines normales. | Urines sucrées. |
|---|---|---|
| 10 | — 0,5 | — 0,8 |
| 11 | — 0,4 | — 0,7 |
| 12 | — 0.3 | — 0,6 |
| 13 | — 0,2 | — 0,4 |
| 14 | — 0.1 | — 0,1 |
| 15 | » | » |
| 16 | + 0,1 | + 0,2 |
| 17 | + 0.2 | + 0.4 |
| 18 | + 0.3 | + 0.6 |
| 19 | + 0,5 | + 0,8 |
| 20 | + 0,9 | + 1,0 |
| 21 | + 0,9 | + 1,2 |
| 22 | + 1,1 | + 1,4 |
| 23 | + 1,3 | + 1,6 |
| 24 | + 1,5 | + 1,9 |
| 25 | + 1,7 | + 2,2 |

On se contente généralement de corriger l'erreur de
température en ajoutant ou en retranchant 1 de la lecture de l'instrument pour chaque 3 degrés en plus ou en
moins de 15° de température.

## Caractères de l'Urine normale

M. Ch. Platt a publié récemment (Américan Journ. of Pharm. 1897. par Ann. chim. Analy.) le résultat de ses recherches dans les travaux divers publiés jusqu'à ce jour sur l'urine normale. et en décrit les caractères comme suit :

Couleur : Ambrée ou jaune-paille.

Apparence claire ou avec de légers flocons de mucus.

Odeur : Aromatique.

Réaction : Acide.

Densité à + 15° :

Adultes : 1.015 à 1.025.

Moyennes : Hommes : 1.020. Femmes : 1.018

Volume émis en 24 heures : 1.100 à 1.600 cent. cubes.

Moyennes : Hommes : 1.450 c. c. Femmes : 1.250 c. c.

| | Urine normale grammes | Moyenne Urines de 24 h. Hommes grammes | Femmes |
|---|---|---|---|
| Résidu à 100° ou Extrait sec ......... | 45.000 à 65,000 | 60,000 | 51,000 |
| Urée .............. | 20.000 à 50,000 | 34,000 | 30,000 |
| Acide urique ....... | 0,300 à 0,800 | 0,600 | 0,500 |
| Créatinine ......... | 0.400 à 1,300 | 0,900 | 0,800 |
| Acide hippurique .... | 0,400 à 1,008 | 0,700 | 0,600 |
| Xanthine, sarcine. etc. | 0,001 à 0,010 | 0.005 | — |
| Acide oxalique ...... | 0.020 à 0.030 | 0,025 | — |
| Acide glycérophosphorique............. | 0,010 à 0,020 | 0,015 | — |

| | Urine normale grammes | Moyenne Urines de 24 h. Hommes Femmes grammes | |
|---|---|---|---|
| Acides propionique, valérique, caproïque et butyrique....... | 0,008 à 0,080 | 0,040 | — |
| Phénol, résol, etc.... | 0,005 à 0,020 | 0.018 | — |
| Acide indoxylsulfurique (calculé en indigo)............. | 0,005 à 0,019 | 0,008 | — |
| Acide sulfocyanique.. | 0,001 à 0.008 | 0,005 | — |
| Acide p — oxyphénylacétique, p — oxyphénylpropionique, dioxyphénylacétique et p — oxyphénylglycolique........ | .0,010 à 0,030 | 0,020 | — |
| Sels biliaires........ | 0,000 à 0,010 | 0,008 | — |
| Urobiline, urochrome, etc.............. | 0,080 à 0,140 | 0,125 | — |
| Hydrates de carbone.. | 0.015 à 0,075 | 0.044 | — |

L'urine possède un pouvoir réducteur correspondant à environ 0,3 de glucose.

| | | | |
|---|---|---|---|
| Acides sarcolactique, succinique, glycuronique, oxalurique, acétone, inosite, cystine, taurine, urorubine, pigment de Giacosa, acide scatoxylsulfurique, néphrozimase, pepsine et autres ferments ; pseudoxanthine, paraxanthine, guanine, adonine, pyocatéchine, hydroquinone, acide protocatéchique.............. | traces | traces | traces |

|  | gr. |  | gr. | gr. |
|---|---|---|---|---|
| Chlore............... | 5,0 à | 10.0 | 7.3 | 6.0 |
| Anhydride phosphorique..... | 2.0 à | 3,5 | 3,0 | 2,5 |
| Anhydride sulfurique........ | 1.5 à | 3,0 | 2.2 | 1,9 |
| Potasse................ | 2,5 à | 3,5 | 3,0 | 2,8 |
| Soude................. | 4,0 à | 6,0 | 4,5 | 4,0 |
| Ammoniaque............. | 0.5 à | 0.8 | 0.72 | 0,60 |
| Chaux................. | 0,2 à | 0.4 | 0,30 | 0.28 |
| Magnésie.............. | 0,3 à | 0,5 | 0.40 | 0,35 |
| Fer.................. | 0,001 à | 0,010 | 0.007 | — |
| Silice, acide carbonique, nitrate, nitrite............. | traces | | — | — |

## Gaz contenus dans l'urine normale

|  | Volume de gaz pour 100 cent cubes. de mélange gazeux | Par litre d'urine en cent cubes |
|---|---|---|
| Acide carbonique..... | 65,40 | 15,957 |
| Oxygène............. | 2.74 | 0,658 |
| Azote. ............. | 31,86 | 7.775 |
| | 100.00 | 24,390 |

# PREMIÈRE PARTIE

## ANALYSE CHIMIQUE

---

### 1° — ÉLÉMENTS PHYSIOLOGIQUES NORMAUX

### Résidu à 100° ou Extrait sec

Le résidu à 100° ou extrait sec comprend la somme des éléments fixes de l'urine, il est en moyenne de 40 grammes par litre chez l'homme, soit 50 grammes à 60 grammes par vingt-quatre heures ; chez la femme il est un peu plus faible, mais ces chiffres peuvent varier dans des limites très grandes suivant l'état de santé ou de fatigue du sujet.

Pour déterminer l'extrait sec on évapore 10 cent. cubes d'urine au bain-marie dans une capsule de Saxe ou de platine, le résidu sec est ensuite porté à l'étuve à 100° pendant une heure et on pèse rapidement après avoir laissé refroidir à l'exsiccateur à acide sulfurique, car le résidu de l'urine est très hygrométrique. La capsule est ensuite mise à nouveau à l'étuve et de temps en temps on vérifie si le poids est constant ; pour arriver à ce résultat il faut généralement de deux à trois heures.

Quand le poids de la capsule ne varie plus on en défalque la tare et on rapporte au litre en multipliant par 100 ou encore aux vingt-quatre heures d'après le volume émis pendant ce temps.

La détermination de l'extrait sec doit toujours être faite dans les mêmes conditions de temps, de température et de surface d'évaporation afin d'avoir des résultats comparables et toujours identiques, car avec l'urine, plus encore peut être qu'avec les autres sécrétions ou les sucs végétaux, il se passe pendant l'évaporation des réactions secondaires : ainsi une partie de l'urée se volatilise à l'état de carbonate d'ammoniaque ⁣1⁣, et on peut obtenir des résultats erronnés.

Pour éviter ces causes d'erreurs, Magnier de la Source détermine l'extrait sec dans le vide, en maintenant pendant vingt-quatre heures deux grammes d'urine dans le vide en présence d'acide sulfurique à 66° B° ou d'acide phosphorique anhydre. D'autre part Méhu, pour tenir compte de la perte due à la décomposition de l'urée, a proposé d'opérer de la façon suivante : On détermine l'urée dans l'urine à analyser puis, dans l'extrait pesé, on rapporte au litre dans les deux cas et la différence existant entre les deux chiffres obtenus qui représente l'urée perdue par décomposition est ajouté au poids d'extrait sec primitivement trouvé.

Parfois on calcule l'extrait sec d'après la densité ; ce

(1) Surtout si l'urine contient du glucose.

procédé empirique consiste à doubler les deux derniers chiffres de la densité. ainsi une urine marquant 1.026 au densimètre a 52 grammes d'extrait par litre. les résultats ainsi obtenus sont assez concordants. si les urines sont normales.

M. Mercier a aussi signalé une concordance constante entre le poids de l'extrait sec par litre et la somme obtenue en additionnant la teneur en urée par litre et les deux derniers chiffres de la densité. Ces déterminations par le calcul qui peuvent généralement suffire dans les examens cliniques habituels ne doivent évidemment jamais être employées pour des analyses d'urine présentant quelqu'importance.

Au cas où il y aurait des dépôts dans l'urine. il faut toujours agiter avant de faire la prise d'essai pour la détermination de l'extrait. ce dosage exécuté sur l'urine filtrée préalablement ne présentant. on le conçoit facilement. aucune valeur.

### Cendres

La détermination des cendres dans une urine est une opération qui. à première vue. semble très simple et qui est cependant très délicate. On sait que l'urine renferme des composés organiques. urée. acide urique. etc.. qui. en se décomposant par la chaleur. donnent du charbon dont il faut se débarrasser en le brûlant pour avoir le poids des sels ou les cendres. ce qui demande un certain temps et une température assez élevée ; les chlorures sont d'autre part très volatils, et lorsque la calcination est complète, que les cendres sont bien blanches, le taux des chlorures a considérablement diminué et le poids des cendres est erroné.

Pour avoir exactement la teneur en cendres d'une urine on opère de la manière suivante :

Le résidu sec préalablement pesé est brûlé, ou plus exactement charbonné à très basse température : quand la décomposition des matières organiques est complète, qu'il ne reste plus que du charbon et des sels, on reprend par quelques centimètres cubes d'eau distillée et on filtre sur un petit Berzélius, le charbon est lavé sur le filtre avec très peu d'eau bouillante, on sèche ensuite le filtre, on l'incinère dans une capsule tarée et on pèse ; la liqueur filtrée est d'autre part évaporée à 100° dans une capsule tarée, et le résidu pesé. La somme des poids du résidu et du produit de la calcination du filtre diminué toutefois des cendres de ce dernier donne les cendres de l'urine. On rapporte au litre en multipliant le résultat par 100, ou on calcule pour les 24 heures. Sur les cendres on peut doser les chlorures, mais généralement cette détermination se fait directement sur une autre prise d'essai, car elle présente une certaine importance.

La teneur en cendres des urines normales varie dans d'assez grandes limites, elle est habituellement de 13 grammes par litre et de 17 à 19 grammes par vingt-quatre heures.

## Matières organiques

Quelques chimistes font encore figurer les matières organiques sur leurs bulletins d'analyse. ce dosage est obtenu par différence entre l'extrait sec et les cendres.

La quantité de matières organiques varie de 24 à 28 grammes par litre ou de 32 à 38 grammes par vingt-quatre heures, pour des urines normales.

Comme cette détermination ne présente pas d'importance au point de vue clinique. elle est ordinairement négligée.

## Acidité

L'urine normale fraîchement émise est acide, mais peu a peu, sous l'influence des ferments par suite de la décomposition des matières organiques azotées (urée), elle ne tarde pas à devenir neutre. puis fortement ammoniacale. Le dosage de l'acidité devrait être fait aussitôt l'émission. mais comme dans beaucoup de cas cela est impossible, le chimiste devra procéder à cette opération aussitôt la réception de l'échantillon afin d'avoir des résultats aussi précis que possible.

Cette détermination s'effectue avec une liqueur titrée alcaline de potasse ou de soude : la liqueur normale décime (N/10) renfermant 5 grs. 611 de potasse hydratée

(KO, HO) ou 4 grs. de soude hydratée (Na O, HO) est celle qu'il convient d'employer.

L'acidité est rapportée au litre d'urine et exprimée, suivant les auteurs, soit en acide sulfurique monohydraté ($SO^3HO$), soit en acide phosphorique anhydre ($PhO^5$) soit enfin en acide oxalique $C^2O^33$ (HO).

Pour titrer la liqueur alcaline, on prépare une solution normale décime d'acide oxalique (N/10) contenant 6 grs. 3 de cet acide, exactement pesé, par litre.

On pipette 20 cent. cubes de cette solution que l'on met dans un becher-glass avec quelques gouttes d'une solution alcoolique de phtaleïne du phénol comme indicateur, puis à l'aide d'une burette graduée, on verse goutte à goutte, en agitant, la liqueur alcaline de potasse ou de soude, jusqu'à apparition de la teinte rose faible persistante ; le titrage est alors terminé, on lit le nombre de centimètres cubes de liqueur employés et si la solution alcaline est juste, elle doit saturer volume à volume la solution d'acide oxalique, c'est-à-dire que pour les 20 cent. cubes de solution normale décime d'acide oxalique on aura du, pour arriver à la saturation, verser exactement 20 cent. cubes de solution de potasse ou de soude.

Les potasses et soudes du commerce, en plaques, mêmes pures, renfermant des quantités très variables d'eau, ce résultat n'est jamais atteint, et on doit toujours ajouter à la liqueur une nouvelle quantité d'alcali que l'on détermine par le calcul d'après le titre trouvé ; comme

il est plus facile de diluer une liqueur de potasse ou de
soude que de la renforcer, généralement dans les laboratoires on la prépare trop forte, en dissolvant d'emblée
un poids quelconque, mais toujours un excès, d'alcali
dans de l'eau distillée, on rend la liqueur homogène, on
en détermine le volume exactement, puis on la titre
comme il vient d'être dit, le titre déterminé on a par une
simple règle de proportion la dilution à lui faire subir.

La liqueur titrée alcaline étant préparée, on procède
au dosage de l'acidité de l'urine, on en pipette 10 cent.
cubes que l'on verse dans un becher-glass, puis à l'aide
d'une burette graduée en dixièmes de centimètres cubes
on fait tomber goutte à goutte la liqueur alcaline jusqu'à
formation d'un précipité dû aux phosphates terreux qui
deviennent insolubles, on ajoute alors quelques gouttes
de solution alcoolique de phtaléïne du phénol et on conti-
nue avec précaution l'addition de liqueur alcaline jusqu'à
virage au rose persistant. On fait alors la lecture de la
burette, on multiplie par 100 pour rapporter à un litre
d'urine.

Le nombre ainsi obtenu représente, en cent. cubes d'alcali normal décime, l'acidité du litre d'urine, on le multi-
pliera par :

0,0063 pour avoir l'acidité en acide oxalique ou bien par
0,0049 pour l'avoir en acide sulfurique monohydraté ou
                    enfin par
0,0071 pour l'exprimer en acide phosphorique anhydre.

Généralement l'acidité est exprimée en acide sulfurique, parfois en acide phosphorique, rarement en acide oxalique.

M. Joulie (1) dose l'acidité urinaire avec une liqueur titrée de sucrate de chaux normale décime N/10. La liqueur de sucrate de chaux dont il se sert se prépare en traitant 10 grammes de chaux caustique en poudre par une solution de 20 grammes de sucre dans un litre d'eau. on laisse en contact vingt-quatre heures en agitant de temps en temps et on filtre. La liqueur obtenue est titrée. elle doit être trop forte si on l'a préparée avec de la chaux pure, on l'étend donc d'eau de façon à l'amener à être normale décime (N/10).

Pour déterminer l'acidité d'une urine on en pipette vingt cent. cubes que l'on met dans un vase à saturation. puis on verse avec une burette graduée la liqueur normale décime de sucrate de chaux jusqu'à trouble persistant. trouble que l'on aperçoit très bien en ayant soin de placer le vase à saturation sur une feuille de papier noir. Si la quantité de sucrate de chaux employée est inférieure à 5 cent. cubes il est prudent d'ajouter à nouveau 20 cent. cubes d'urine dans le verre et de poursuivre l'essai afin d'employer une quantité plus grande de liqueur titrée et par suite de réduire l'erreur possible.

On calcule ensuite l'acidité urinaire en acide sulfurique monohydraté par litre.

(1) Comptes rendus 1897, p. 1129, et *An. Chim. anal.*, février 1898.

M. Joulie recommande de déterminer aussi l'acidité pour 100 de l'excès de densité de l'urine, donnée qui,
pour lui, est caractéristique du tempérament de l'indi-
vidu s'il est en bonne santé ou de son état pathologique
s'il est malade, pour cela il suffit de multiplier l'acidité
trouvée par litre par la fraction $\frac{100}{D-1000}$ dans laquelle D est
la densité de l'urine prise au moment du titrage avec un
densimètre très-sensible.

## Alcalinité

L'urine peut dans certains cas pathologiques devenir
alcaline dans le rein ou la vessie, et être ainsi la cause de
la formation de calculs calcaires, uratiques, ou phospha-
tiques ; cette alcalinité est due à la décomposition de
l'urée.

Le dosage de l'alcalinité est calqué sur le précédent dont
il est l'opération inverse. Voici comment on opère : Dans
un becher-glass, on met 10 cent. cubes, mesurés à la
pipette, d'acide oxalique normale décime, puis quelques
gouttes de solution alcoolique de phtaléine du phénol
comme indicateur, et à l'aide d'une burette graduée on
verse l'urine goutte à goutte jusqu'à ce que la liqueur
prenne une teinte rose persistant par l'agitation. On
exprime l'alcalinité en ammoniaque. Le nombre de centimètres cubes d'urine employé pour arriver à la saturation
des 10 cent. cubes d'acide oxalique normale décime représente une alcalinité correspondante à 0 gr. 017 d'ammoniaque $Az\,H^3$.

On rapporte au litre d'après la formule.

$$x = \frac{0,017 \times 1000}{N}$$

N = nombre de cent. cubes d'urine nécessaire pour saturer 10 cent. cubes d'acide oxalique N/10

## Urée.

$$(C^2H^4Az^2O^2)$$

L'urée qui est le principal élément de l'urine est un résidu de la vie provenant de la décomposition des matières albuminoïdes qui composent nos tissus, son origine est parfaitement prouvée par le fait même qu'elle augmente avec une alimentation carnée, alimentation fortement azotée ; tandis qu'elle diminue avec l'alimentation mixte ou végétale.

L'urée qui a pour formule $C^2H^4Az^2O^2$ cristallise en aiguilles blanches solubles dans l'eau et l'alcool chaud peu solubles dans l'éther. Chauffée, l'urée fond à 132° puis si on élève la température se décompose sans laisser de résidu.

La solution d'urée est neutre au tournesol et très peu stable : abandonnée au contact de l'air, elle ne tarde pas à se transformer en carbonate d'ammoniaque, en fixant les éléments de l'eau, cette transformation a lieu, sous l'action d'un organisme spécial, le *micrococcus uræ*. que l'on rencontre dans toutes les urines ammoniacales, d'après la formule suivante.

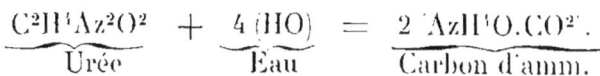

$$\underbrace{C^2H^4Az^2O^2}_{\text{Urée}} + \underbrace{4(HO)}_{\text{Eau}} = \underbrace{2\ AzH^4O.CO^2}_{\text{Carbon d'amm.}}$$

On sait en effet que l'urine acide à l'émission devient alcaline avec une très grande rapidité, surtout en été.

Ce corps, quoique formant des sels parfaitement cristallisés, est très peu stable et se décompose avec la plus

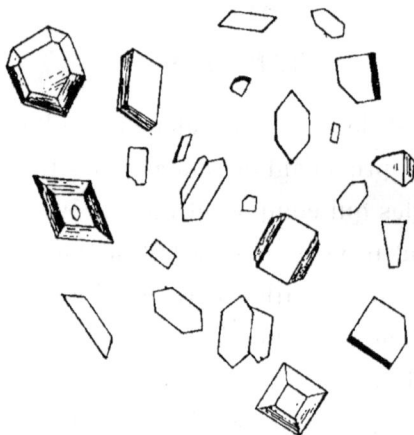

Fig. 1

Azotate d'Urée

grande facilité sous l'action des hypochlorites et des hypobromites en donnant de l'azote et de l'acide carbonique.

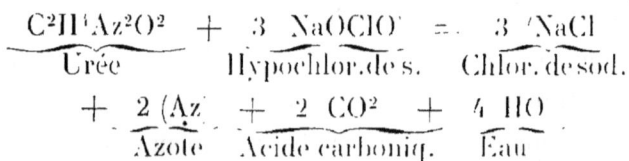

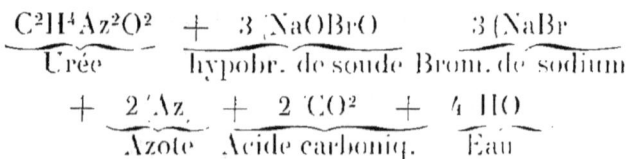

$$C^2H^4Az^2O^2 \; + \; 3 \; NaOClO \; = \; 3 \; NaCl$$
Urée      Hypochlor. de s.      Chlor. de sod.

$$+ \; 2 \, (Az \; + \; 2 \; CO^2 \; + \; 4 \; HO$$
Azote     Acide carboniq.     Eau

$$C^2H^4Az^2O^2 \; + \; 3 \; NaOBrO \; \quad 3 \, (NaBr$$
Urée      hypobr. de soude     Brom. de sodium

$$+ \; 2 \; Az \; + \; 2 \; CO^2 \; + \; 4 \; HO$$
Azote     Acide carboniq.     Eau

C'est en s'appuyant sur cette décomposition facile de

l'urée qu'ont été établis tous les procédés de dosage préconisés ou suivis actuellement dans les laboratoires.

La quantité d'urée émise par l'homme en bonne santée est de 13 à 24 grammes par litre d'urine soit 25 à 38 grammes en vingt-quatre heures ; elle constitue donc a elle seule, environ la moitié des éléments dissous de l'urine.

*Dosage de l'urée.* — Le dosage de l'urée se fait toujours en déterminant le volume d'azote que dégage un volume déterminé d'urine sous l'action des hypochlorites ou des hypobromites. On se sert pour cette détermination d'appareils spéciaux connus sous le nom d'*uréomètres.*

Les uréomètres les plus connus et que l'on rencontre dans tous les laboratoires sont ceux : du docteur Esbach, d'Yvon, de Regnard et de Noël que nous allons décrire.

*Uréomètre du Dᵣ Esbach.* — L'uréomètre du docteur Esbach se compose simplement d'un tube de cristal fermé à une de ses extrémités et à parois épaisses et résistantes. D'une longueur de 38 centimètres environ il est divisé en dixièmes de centimètres cubes et porte 230 divisions, la graduation de ce tube part de l'extrémité fermée. Pour doser l'urée dans une urine voici comment on opère :

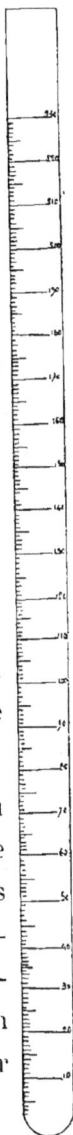

Fig. 2

Uréomètre du Dᵣ Esbach

On verse dans le tube jusqu'à la division 70 une solution d'hypobromite de soude préparée comme suit : (1)

Lessive de soude à 36° Bé (1. 33 de densité) 60 cent. cubes
Eau distillée bouillie..................... 140 cent. cubes
Brôme pur........................ 7 cent. cubes

Ensuite on ajoute de l'eau distillée jusqu'à la division 140.
en ayant soin de la faire glisser lentement le long des
parois du tube afin d'éviter son mélange avec l'hypobromite, cette couche d'eau est destinée à séparer momenta-
nément l'hypobromite de l'urine que l'on va verser : puis
avec une pipette à deux traits exactement jaugée on ajoute
1 cent. cube d'urine, on fait alors la lecture de la division
correspondant à la hauteur du liquide dans le tube et qui
doit être 150. Ceci fait. tenant le tube à pleine main. on
bouche fortement l'extrémité avec le pouce et on le retourne
plusieurs fois : une réaction vive se manifeste. d'abondantes bulles gazeuses se dégagent. puis le dégagement
gazeux se ralentit et cesse complètement au bout de quelques minutes. la réaction est achevée. et une forte pression règne à l'intérieur du tube. on le retourne alors sur
la cuve à eau : l'azote produit reprend son volume normal
et chasse en partie le liquide contenu dans le tube, l'opération est alors terminée. il ne reste plus qu'à boucher
l'orifice du tube avec le pouce, le retourner et lire le
volume de liquide restant dans le tube ; la différence

(1) La solution d'hypobromite de soude n'est pas très stable
on doit la renouveler tous les mois.

avec la première lecture, c'est-à-dire 150, donne le volume
d'azote dégagé par l'urée contenue dans 1 centimètre cube
d'urine, en multipliant ce nombre par 0,2562, on obtient
la quantité d'urée contenue dans un litre d'urine. La table
suivante dressée pour éviter les calculs donne directement
la quantité d'urée par litre d'après le nombre de divisions
de l'uréomètre correspondant au volume d'azote dégagé
par un centimètre cube d'urine.

Si parfois l'urine était d'une richesse anormale en urée
et que par suite le tube ne soit pas assez grand pour contenir le gaz dégagé, il faudrait au préalable dédoubler
l'urine, c'est-à-dire l'étendre de son volume d'eau distillée
et opérer avec cette liqueur diluée, en ayant soin de doubler le résultat obtenu.

## Table des quantités d'Urée correspondantes aux divisions du tube du Dr Esbach.

(PRISE : 1 CENT. CUBE D'URINE)

| Divisions | Urée en gr. par litre | Divisions | Urée en gr. par litre |
|---|---|---|---|
| 15 | 3,8 | 43 | 11,1 |
| 16 | 4,1 | 44 | 11,3 |
| 17 | 4,4 | 45 | 11,6 |
| 18 | 4,6 | 46 | 11,8 |
| 19 | 4,9 | 47 | 12,1 |
| 20 | 5,1 | 48 | 12,3 |
| 21 | 5,4 | 49 | 12,6 |
| 22 | 5,7 | 50 | 12,9 |
| 23 | 5,9 | 51 | 13,1 |
| 24 | 6,2 | 52 | 13,4 |
| 25 | 6,4 | 53 | 13,6 |
| 26 | 6,7 | 54 | 13,9 |
| 27 | 6,9 | 55 | 14,1 |
| 28 | 7,2 | 56 | 14,4 |
| 29 | 7,5 | 57 | 14,7 |
| 30 | 7,7 | 58 | 14,9 |
| 31 | 8,0 | 59 | 15,2 |
| 32 | 8,2 | 60 | 15,4 |
| 33 | 8,5 | 61 | 15,7 |
| 34 | 8,7 | 62 | 15,9 |
| 35 | 9,0 | 63 | 16,2 |
| 36 | 9,3 | 64 | 16,5 |
| 37 | 9,5 | 65 | 16,7 |
| 38 | 9,8 | 66 | 17,0 |
| 39 | 10,0 | 67 | 17,2 |
| 40 | 10,3 | 68 | 17,5 |
| 41 | 10,5 | 69 | 17,7 |
| 42 | 10,8 | 70 | 18,0 |

*Uréomètre de P. Yvon.* — L'uréomètre de P. Yvon se compose d'un tube de verre de 40 centimètres environ, à parois résistantes, portant à la partie supérieure au quart de sa longueur un robinet de verre également, et parfaitement rodé qui le divise en deux parties.

1° Le *mesureur* qui comprend un petit entonnoir cylindrique de 6 centimètres cubes, divisé en dixièmes de centimètres cubes.

2° L'*analyseur* ou *tube proprement dit*, qui comporte 16 centimètres cubes également divisés en dixièmes.

Ce tube permet d'opérer soit sur la cuve à eau, soit pour avoir des résultats plus exacts, (en évitant la faible solubilité de l'azote dans l'eau), sur la cuve à mercure.

Mais généralement on opère toujours avec cet instrument sur la cuve à mercure, la manipulation est du reste la même que lorsque l'on opère sur l'eau, nous ne la décrirons donc pas.

*Uréomètre de P. Yvon à mercure.* — L'uréomètre, robinet ouvert, est plongé dans une éprouvette à pied pleine de mercure, ou dans une petite cuve spéciale construite à cet effet, de façon à le remplir complètement jusqu'au robinet, le trou de ce dernier doit-être également plein.

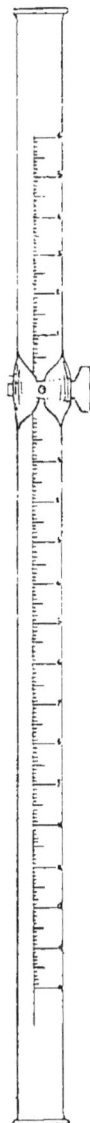

Fig. 3

Ceci fait on ferme, puis on verse dans le mesureur 1 centimètre cube d'urine mesuré à la pipette, et non avec la
graduation, que l'on fait passer dans le tube sans introduire d'air en ouvrant avec ménagement le robinet, on
lave l'entonnoir mesureur avec un peu d'eau distillée qui,
par la même manœuvre est également passée dans le tube.
Ensuite on ajoute en opérant toujours de même un excès,
8 ou 10 centimètres cubes de la solution d'hypobromite
de soude dont nous avons donné la formule. Pour faire
passer les liqueurs dans le tube, ce dernier doit-être légèrement soulevé, aucune perte de gaz n'est à craindre, car
la pression qui existe à l'intérieur de l'uréomètre est plus
faible que la pression atmosphérique extérieure.

Le dégagement gazeux d'azote a lieu aussitôt; quand il
commence à se ralentir on bouche l'extrémité de l'uréomètre avec le pouce et on le renverse plusieurs fois avec
précautions pour éviter les chocs brusques du mercure qui
amèneraient la rupture de l'instrument.

Le tube est ensuite replacé sur la cuve, l'azote formé
qui y est sous pression se détend et le niveau du mercure
baisse, le liquide qui surnage doit toujours être franchement coloré en jaune, indice d'un excès du réactif hypobromite. Quand tout dégagement gazeux a cessé, que la
réaction est terminée, on porte le tube sur la cuve à eau
en en bouchant l'extrémité avec le doigt ou en se servant
d'une petite cuiller de fer comme cuvette mobile, le mercure et la solution d'hypobromite tombent au fond de la
cuve et sont aussitôt remplacés par de l'eau pure.

On laisse séjourner ainsi le tube dans l'eau quelques minutes afin de permettre au gaz dilaté par la chaleur de la réaction de reprendre son volume normal à la température du laboratoire, et on fait la lecture du volume gazeux en amenant le ménisque du contenu du tube en coïncidence avec le niveau de l'eau de la cuve. Pour faire cette lecture, on doit aussi tenir le tube avec une pince en bois afin d'éviter l'erreur provenant de la dilatation du gaz produite par la chaleur des mains de l'opérateur.

Un centimètre cube d'azote correspond à 2 gr. 562 d'urée par litre d'urine.

Mais en opérant ainsi, Méhu a fait observer que le chiffre trouvé pour le dosage de l'urée était trop faible, car ce corps n'est pas entièrement décomposé dans ces conditions, et il ne cède que les quatre-vingt-douze centièmes de son azote; il convient donc pour avoir des résultats exacts, d'opérer en même temps par comparaison avec une solution titrée d'urée pure, ou bien de faire passer dans le tube quelques centimètres cubes d'eau sucrée; l'eau sucrée ayant la curieuse propriété de faciliter et amener la décomposition complète de l'urée en ses éléments.

Quand on a affaire à des urines très chargées, c'est-à-dire riches en urée, on doit, au préalable, les diluer de moitié avec de l'eau distillée, dilution dont on tiendra compte dans les calculs.

*Uréomètre de Dupré*. — Dupré a modifié d'une façon

très ingénieuse l'uréomètre à mercure de Yvon, en supprimant par un dispositif spécial. la manipulation du tube qui est délicate. et par suite la casse fréquente de l'appareil.

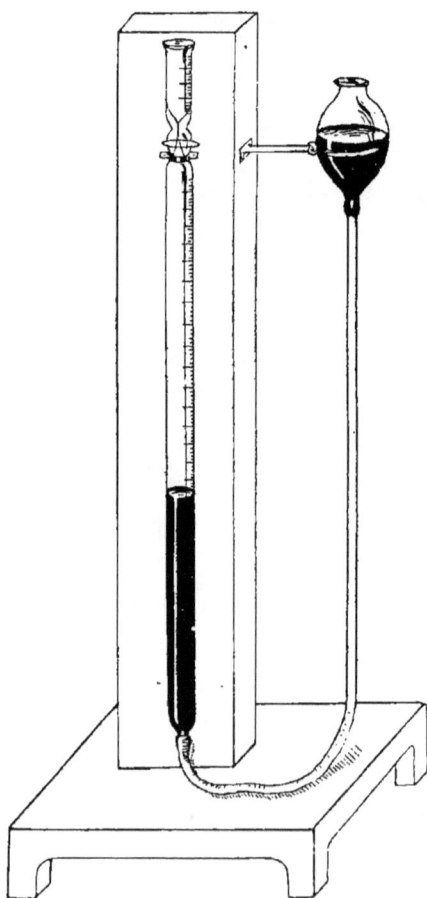

L'Uréomètre de Dupré se compose du tube uréométrique de Yvon. fixé à demeure sur un support en bois. la partie inférieure est reliée, par un tube de caoutchouc épais. à un petit réservoir à mercure mobile en forme de boule. et qui est placé au repos sur un anneau non fermé ou fourchette située à la partie supérieure du support.

Fig. 4

Uréomètre de Dupré

Pour doser l'urée dans une urine avec l'appareil de Dupré, on ouvre le robinet de l'uréomètre et on manœuvre le réservoir de manière à remplir exactement le tube de mercure, on ferme, puis on introduit dans le tube mesureur 1 cent. cube exactement mesuré à la piquette d'urine à analyser, et tenant le réservoir de la main droite au niveau du robinet on ouvre doucement ce dernier de la main gauche, on fait ainsi passer l'urine dans l'uréomètre sans toutefois y introduire d'air, on lave le mesureur avec quelques centimètres cubes d'eau distillée que l'on introduit dans le tube par la même manœuvre, on ajoute enfin cinq centimètres cubes de la solution d'hypobromite, puis le robinet étant fermé on manœuvre doucement la boule-réservoir de haut en bas et réciproquement de façon à faire monter et descendre plusieurs fois le mercure dans le tube et opérer le mélange parfait de l'urine et du réactif. La réaction s'effectue, le dégagement gazeux intense au début se ralentit, puis cesse complètement ; on ramène alors le réservoir le long du tube uréométrique, on égalise les deux niveaux du mercure et on fait la lecture du volume gazeux d'azote dégagé.

Comme on le voit cette modification de l'uréomètre de Yvon due à Dupré permet d'effectuer rapidement et facilement un dosage d'urée, le seul inconvénient qu'il présente c'est qu'il est d'un prix un peu élevé. Il est aujourd'hui en usage dans beaucoup de laboratoires et notamment au Laboratoire Municipal de Paris.

*Uréomètre de Regnard.* — L'uréomètre de Regnard est

formé d'un tube en U portant à la partie inférieure deux
boules soufflées qui sont reliées entre elles par une cour-
bure légère. de façon que le contenu des boules réservoirs
ne puisse se mélanger lorsque l'appareil ne fonctionne pas :
il est monté sur un pied de bois.

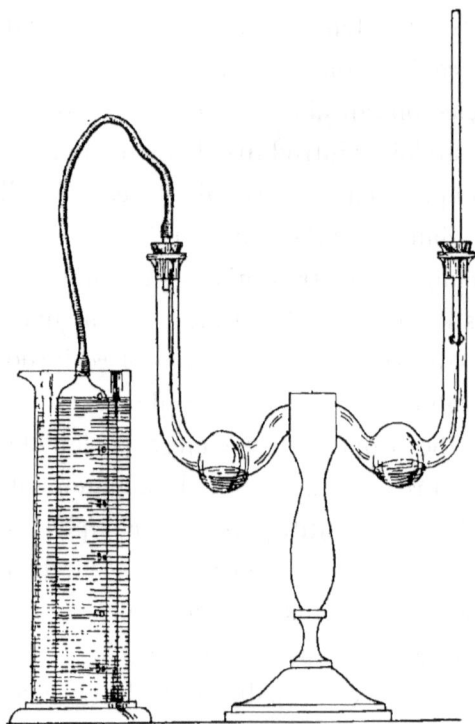

Fig. 5

Uréomètre de Regnard

Dans l'une des boules on introduit 10 cent. cubes de la
solution généralement employée d'hypobromite de soude
dont nous avons précédemment donné la préparation. et

on ferme la branche correspondante avec un petit bouchon de caoutchouc traversé par une baguette de verre.
un simple agitateur : dans l'autre on y verse 2 cent.
cubes d'urine exactement mesurés à la pipette à deux
traits. on fixe sur cette branche un bon bouchon portant
un tube de verre à dégagement adapté à un tube de caoutchouc relié à une petite cloche graduée renversée sur une
éprouvette pleine d'eau.

On règle l'appareil en ne mettant que la quantité d'eau
nécessaire pour que le niveau du liquide dans la cloche
graduée soit au zéro et affleure le niveau de l'eau dans
l'éprouvette.ce que l'on obtient en enfonçant plus ou moins
la tige de verre ou agitateur traversant l'un des bouchons
de l'appareil.

L'appareil ainsi monté et réglé. on l'incline légèrement de façon à faire passer doucement l'urine dans la
boule à hypobromite. la réaction a lieu aussitôt. il ne se
dégage que de l'azote. car l'acide carbonique produit
est de suite absorbé par le réactif qui contient un excès
d'alcali. et le niveau du liquide contenu dans l'éprouvette
graduée descend. quand la réaction se ralentit on agite
et on fait passer successivement le mélange d'une boule
dans l'autre afin que l'urine qui mouille les parois de l'appareil subisse aussi l'action du réactif. Quand tout dégagement gazeux a cessé. on soulève la cloche graduée de
manière à ce que le ménisque de l'eau qui y est contenue
coïncide avec le niveau du liquide de l'éprouvette. et on
fait la lecture du volume d'azote dégagé : parfois cette

lecture est erronée par suite de la dilatation que l'azote
subit sous l'action de la chaleur produite par la réaction,
aussi est-il plus prudent de laisser au repos la cloche dans
l'éprouvette pleine d'eau et de faire une seconde lecture huit
ou dix minutes après, lorsque le gaz a repris la température initiale du laboratoire.

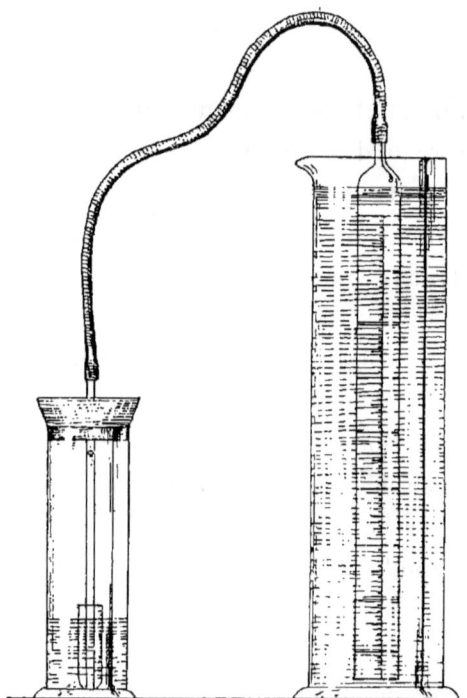

Fig. 6

Uréomètre de Noël

*Uréomètre de Noël.* — L'uréomètre de Noël
comprend une pe-
tite éprouvette à
pied dans laquelle
on verse 10 cent.
cubes de la solu-
tion d'hypobro-
mite de soude.
Cette éprouvette
est fermée au
moyen d'un bou-
chon de caout-
chouc traversé par
un tube de verre à
dégagement plon-
geant au fond, et
à la partie inférieure duquel est soudée une petite
cloche graduée dans laquelle on met 2 cent. cubes de
l'urine à examiner mesurés à la pipette à deux traits (et

non avec la cloche dont la graduation n'est jamais juste). Le tube porte latéralement au-dessous du bouchon des ouvertures pour le dégagement de l'azote produit et est relié au moyen d'un tube de caoutchouc à une cloche graduée renversée sur une éprouvette pleine d'eau comme dans l'uréomètre de Regnard.

Les prises d'essai étant effectuées. l'appareil bien monté et la cloche remplie d'eau jusqu'au zéro, on agite l'éprouvette pour opérer le mélange de l'urine et de l'hypobromite. le dégagement gazeux commence aussitôt et en quelques minutes le dosage est terminé. On soulève alors la cloche graduée de façon à ce que le ménisque du contenu de l'éprouvette coïncide avec celui du réservoir et on fait la lecture du volume d'azote dégagé.

## Rapport azoturique ou coefficient d'oxydation des matériaux azotés de A. Robin.

Les chimistes s'occupant d'urologie désignent sous le nom de *Rapport azoturique* le rapport de l'azote de l'urée à l'azote total de l'urine. multiplié par 100 ; en comprenant dans cette détermination tous les matériaux azotés contenus dans l'urine : urée. acide urique. créatinine. etc ; en d'autres termes c'est le rapport de l'azote complètement oxydé urée. à l'azote incomplètement oxydé. d'où le nom de *Cœfficient d'oxydation des matériaux azotés*. qui lui a été donné par M. Albert Robin.

Les différents auteurs qui se sont occupés de détermi-
miner le rapport azoturique des urines normales ne sont
pas d'accord sur la valeur qu'on doit lui attribuer.

| | |
|---|---:|
| M. le professeur Robin donne le chiffre........ | 85 |
| MM. Richet et Gley......................... | 80 |
| M. Huguet................................ | 81.2 |
| M. Beyrac................................ | 87.2 |
| M. Bretet................................ | 77.5 |

Enfin d'autres auteurs n'admettent que les chiffres 90-91.

M. Moreigne, frappé de ces divergences très grandes a,
dans un travail récent, publié dans le *Journal de Pharmacie et de Chimie*, et le *Répertoire de Pharmacie*,
recherché qu'elles pouvaient être les causes de ces divergences.

D'après lui, de tous les nombres proposés c'est celui de
87-88 qui peut-être considéré comme le *Rapport normal*
dans une alimentation mixte, mais chez des sujets soumis
à un régime azoté riche, carné par exemple, ce rapport
peut s'élever à 91,4, augmentation dûe à une plus grande
quantité de créatine et d'ammoniaque.

La non concordance des chiffres trouvés jusqu'ici par
les différents auteurs qui se sont occupés de cette question,
provient, d'après M. Moreigne, d'un chiffre trop élevé
pour le dosage de l'urée, erreur dûe à la décomposition
sous l'influence de l'hypobromite de soude des matériaux
azotés, autres que l'urée, que renferme l'urine.

Donc pour éviter l'erreur commise dans le dosage de

l'urée, M. Moreigne conseille de déféquer au préalable
l'urine par l'acide phosphotungstique en présence d'acide
chlorydrique, cette défécation élimine les sels ammonia-
caux et la créatinine, et on voit ainsi le rapport azoturique
baisser de 7 à 8 pour 100, et tomber définitivement à
79-80, chiffre qui est le véritable rapport azoturique de
l'homme bien portant et normalement nourri.

*Détermination de l'urée.* — D'après les nombreux
essais qu'il a fait, M. Moreigne conseille, contrairement
à ce que l'on fait journellement dans les laboratoires, de
n'opérer pour la détermination de l'urée que sur des
liquides ne contenant pas plus de 0.40 °/₀ d'urée et en
présence de glucose qui, comme on le sait, facilite et
assure la décomposition complète de l'urée par l'hypobromite de soude. On doit donc faire ce dosage sur un
ou deux centimètres cubes d'urine déféquée, comme nous
l'avons dit, par l'acide phosphotungstique et l'acide chlorhydrique, quantité d'urine que l'on dilue au cinquième
ou au dixième et que l'on additionne de 1 centimètre
cube d'une solution de glucose à 25 °/₀. Comme la concentration de la solution d'hypobromite employée dans
cette opération exerce aussi une influence marquée, puisque cet auteur a observé des écarts de 5 °/₀ dans la détermination du rapport azoturique avec des solutions différentes, il a proposé la formule suivante :

Brôme pur.................... 10 cent. cubes.
Eau distillée bouillie.......... 70 cent. cubes.
Lessive de soude pure à 36° Bᵉ  120 cent. cubes.

4

dans laquelle la quantité de soude est plus élevée que dans la solution généralement en usage dans les laboratoires, et dont nous avons précédemment donné la formule, mais toutefois, comme le fait justement remarquer M. Sonnié-Moret dans son Traité d'analyse chimique médicale, il faut éviter avec soin de dépasser cette concentration, sous peine d'avoir. outre l'azote de l'urée, un dégagement d'oxygène provenant de la décomposition partielle du réactif qui viendrait augmenter le volume gazeux et donner des résultats absolument erronés.

*Dosage de l'azote total urinaire.* — L'azote total urinaire se dose par le procédé Kjeldahl qui consiste à transformer l'azote organique en sel ammoniacal, et à doser ensuite l'ammoniaque formée, qu'on déplace à l'ébullition par une base et qu'on reçoit dans un volume connu et suffisant d'acide sulfurique titré dont on reprend le titre quand l'opération est terminée.

Ce dosage comprend donc deux opérations :

1° La transformation de l'azote organique en sel ammoniacal.

2° Déplacement et titrage de l'ammoniaque formée.

1° *Transformation de l'azote organique en sel ammoniacal.* — Dans un matras d'essayeur ou un petit ballon de 200 centimètres cubes environ, on introduit 10 centimètres cubes d'urine exactement mesurés à la pipette à deux traits et cinq centimètres cubes d'acide sulfurique concentré et pur, puis on chauffe avec précautions ; le mélange noircit et il se dégage de l'acide sulfureux, on porte à l'ébullition pendant quelques minutes et on projette avec précautions quelques cristaux de permanganate de potasse un demi-gramme environ qui par l'oxygène qu'il fournit active et achève l'oxydation: on fait bouillir doucement quelques instants, la liqueur se décolore ou ne garde qu'une légère teinte jaunâtre. l'opération est alors terminée, tout l'azote organique est fixé à l'état de sulfate d'ammoniaque dont il s'agit maintenant de déplacer et de doser l'ammoniaque et en déduire l'azote correspondant.

*Déplacement et dosage de l'ammoniaque.* — Le liquide ainsi obtenu est refroidi puis étendu d'eau distillée. on agite pour bien mélanger et on verse en évitant les pertes dans le ballon d'un appareil Schlœsing, on lave bien à trois ou quatre reprises différentes le petit matras où s'est effectuée l'attaque de l'urine, avec de l'eau distillée. ces eaux de lavages sont également versées dans l'appareil. on ajoute quelque grains de ponce et un grand excès de lessive de soude ou de potasse pour avoir une réaction fortement alcaline. puis le ballon est fixé rapidement, pour éviter les pertes. au serpentin de l'appareil. et on distille doucement en ayant soin d'alimenter d'eau froide le tube réfrigérant.

Le produit de la distillation est recueilli dans 40 centimètres cubes d'acide sulfurique normal au cinquième (N 5) additionnés de quelques gouttes de teinture de tournesol sensible ; si à un moment donné le tournesol virait au bleu, c'est que l'acide serait entièrement saturé, on en rajouterait alors immédiatement une quantité équivalente. On pousse la distillation jusqu'à ce que tout l'ammoniaque soit distillée, c'est-à-dire qu'une goutte du liquide qui passe ne vire plus le papier de tournesol sensible. ce qui demande environ une heure et demie. La distillation est alors arrêtée, on lave la boule a tube effilé plongeant dans l'acide et on titre l'excès d'acide avec une liqueur correspondante normale au cinquième (N.5) de potasse ou de soude.

De 40 centimètres cubes prise d'essai on retranche le nombre de centimètres cubes de liqueur alcaline employée pour la saturation de l'excès d'acide et on obtient ainsi. puisque les deux liqueurs acide et alcaline sont équivalentes. la quantité ou le nombre de centimètres cubes d'acide titré saturés par l'ammoniaque provenant de l'azote total des matériaux azotés de 10 centimètres cubes d'urine. on obtient l'azote correspondant en multipliant par 0.002.8 puisque 1 centimètre cube d'acide sulfurique normal au cinquième (N.5) correspond à 0 gr. 0028 d'azote. (Az).

Comme on le voit. la détermination du rapport azoturique ne peut être faite que dans un laboratoire et par des mains exercées si on veut tirer des conclusions précises des résultats obtenus. car non seulement elle est longue et minutieuse, mais elle demande aussi une très grande habitude des opérations chimiques et une pratique courante.

## Dosage de l'Ammoniaque urinaire
### Rapport de l'azote de l'ammoniaque avec l'azote de l'urée.

Le dosage de l'ammoniaque urinaire se fait généralement par le procédé Schlœsing, en recueillant dans de l'acide sulfurique l'ammoniaque déplacée de l'urine par par un lait de chaux ou de magnésie, ce procédé très long a été modifié heureusement par M. Sonnié-Moret. Médecine scientifique, mai 1898, et Ann. de Ch. anal., M. Sonnié-Moret emploie la méthode de Boussingault, il distille l'urine en présence d'un lait de chaux à 40°, dans ces conditions, ni l'urée ni les autres éléments azotés de l'urine ne sont décomposés. On recueille l'ammoniaque dans de l'acide sulfurique titré dont l'excès est ensuite simplement déterminé par un dosage alcalimétrique. L'opération ne dure pas plus de deux heures.

M. Sonnié-Moret a procédé à un grand nombre de dosages dans l'urine de sujets variés enfants, adultes vieillards. La quantité d'ammoniaque la plus faible qu'il ait trouvée était de 0 gr. 188 en vingt-quatre heures : l'urine provenait d'un vieillard. Le plus fort rendement en ammoniaque 1 gr. 264 a été constaté dans l'urine d'un homme adulte.

D'après M. Sonnié-Moret, la moyenne serait, pour les adultes hommes de 0 gr. 800 : pour les adultes femmes, de 0 gr. 619 : pour les enfants de 0 gr. 589 : pour les vieillards de 0 gr. 476.

M. Sonnié-Moret a calculé la quantité d'azote provenant de l'ammoniaque. qu'il a comparée à la quantité
d'azote fournie par l'urée. il obtient ainsi un rapport qu'il
appelle *Rapport des azotes.*

Lorsqu'il dit, par exemple, que le rapport des azotes
dans une urine déterminée. est de 6.50 %. cela signifie
que la quantité d'azote dégagée par l'hypobromite de
soude, par suite de la décomposition de l'urée étant 100.
et la quantité d'azote ammoniacal étant 6.50. l'erreur commise lorsqu'on dose l'urée par la méthode à l'hypobromite est de 6.50 %.

Ce rapport des azotes varie dans des limites considérables : M. Sonnié-Moret a rencontré des urines dans les-
quelles il était de 1.85 % . tandis que dans d'autres, il s'é-
levait à 15.34 % : la moyenne indiquée par M. Sonnié-
Moret est de 5.67 %.

Le rapport des azotes varie avec les individus : il n'est
pas influencé sérieusement par l'âge du sujet : ainsi chez
les vieillards. l'azote ammoniacal est ordinairement peu
abondant, mais leur urine renferme moins d'urée. de
sorte que le rapport des azotes n'est guère modifié.

M. Sonnié-Moret estime que le dosage de l'urée à l'hypobromite donne des indications inexactes. à cause de
l'azote provenant de l'ammoniaque urinaire. et qu'il est
fort hasardeux de recourir à ce procédé lorsqu'on désire
un dosage infaillible au point de vue de la précision. si l'on
a recours quand même à ce procédé il faut défalquer non
pas 1 ou 2 % de l'azote mis en liberté, mais 5 à 6 %.

Les constatations faites par M. Sonnié-Moret ont une importance incontestable dans les cas où l'on est appelé à déterminer le rapport azoturique, car si pour la fixation de ce rapport on part d'un chiffre trop élevé pour l'urée, le renseignement que le médecin tire du rapport azoturique n'a plus aucune valeur.

## Acide Urique

$$(C^{10}H^4Az^4O^6)$$

L'acide urique est un des éléments normaux essentiels de l'urine, il a la même origine que l'urée et provient de la transformation des matières azotées de l'organisme. Sa formule est : $C^{10}H^4Az^4O^6$.

L'urine normale ne renferme que de petites quantités d'acide urique, environ 0 gr. 30 à 0 gr. 40 par litre, ce qui représente une élimination de 0 gr. 50 à 0 gr. 70 par vingt-quatre heures, soit à l'état libre soit combiné sous forme d'urates.

Il se présente sous forme de cristaux blancs lorsqu'il est pur, mais lorsqu'on le précipite de l'urine il est toujours plus ou moins coloré en rouge ou en brun par la présence de pigments entraînés.

L'acide urique est

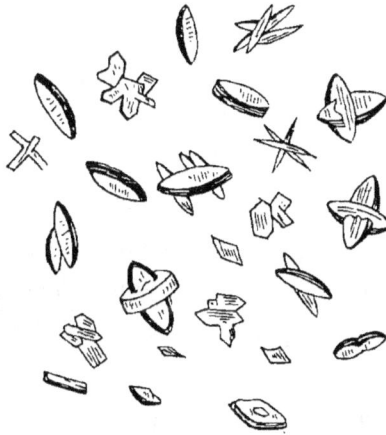

Fig. 7

Acide urique

très peu soluble à froid dans l'eau, plus soluble à chaud, soluble dans les alcalis, et enfin ne se dissout pas dans l'éther, l'alcool et l'acide chlorhydrique. Chauffé il se décompose sans résidu. C'est en se basant sur son insolubilité en liqueur acide qu'on a établi comme nous allons le voir, le procédé de dosage généralement suivi.

L'acide urique augmente dans le cas d'alimentation animale, c'est-à-dire riche en azote, et diminue avec le régime végétal. Le travail et la fatigue donnent lieu, comme il est facile de le comprendre, de même que l'usage immodéré des excitants, à une surproduction d'acide urique, le même fait se constate à la suite de travaux intellectuels suivis, ou dans les cas pathologiques suivants : fièvres, goutte aiguë, rhumatisme, il descend au contraire au-dessous de la normale dans l'anémie et la chlorose, et il nous est arrivé parfois de rencontrer des urines ne renfermant pas d'acide urique, ou que des traces.

*Dosage de l'acide urique.* — Il n'existe actuellement pas de procédé rigoureux de dosage de l'acide urique.

Certes les méthodes ne manquent pas et tous les jours on en propose de nouvelles, mais toutes, absolument toutes, ont un point défectueux, et les résultats fournis par deux procédés différents présentent parfois des écarts considérables.

Le seul procédé qui ait quelque valeur relative est celui de Heintz par précipitation à l'acide chlorhydrique, mais il a l'inconvénient d'être très long et demande deux à trois jours pour atteindre toute la limite d'exactitude que l'on peut en attendre.

*Procédé de Heintz. — Par précipitation à l'acide chlorhydrique.* — Deux cents centimètres cubes d'urine ou mieux cinq cents, si on en dispose d'une certaine quantité, sont additionnés d'acide chlorhydrique à raison de 3 centimètres cubes d'acide pour 100 d'urine, on agite et on laisse reposer dans un endroit frais pendant 48 à 72 heures. Au bout de ce temps on filtre sur un petit Berzélius séché à 100° et taré, on détache les cristaux adhérents aux parois du verre où s'est faite la précipitation avec un agitateur muni d'un petit bout de tube de caoutchouc à une de ses extrémités : on lave bien le verre et le filtre à l'eau distillée chlorhydrique 3°/₀ puis à l'alcool absolu pour se débarrasser de l'acide. Le filtre est alors séché à 100° jusqu'à poids constant. Au poids trouvé il convient d'ajouter 0 gr. 0045 par cent centimètres cubes de liquide de filtration recueilli pour tenir compte de la solubilité de l'acide urique.

On multiplie le résultat trouvé par 5 ou par 2 suivant qu'on a opéré sur 200 cent. cubes ou 500 ; afin de rapporter au litre.

Si l'urine remise au chimiste présentait un dépôt cristallin, elle devrait être fortement agitée avant de faire la prise d'essai ou bien on devrait, par une très douce chaleur, pour ne pas modifier sensiblement le volume, le faire entrer en solution avant de procéder au dosage, car comme nous l'avons dit, l'acide urique et ses sels sont

très peu solubles, et les urines chargées donnent des
dépôts uratiques en refroidissant.

On doit toujours aussi s'assurer que l'urine que l'on a
à examiner n'est pas *albumineuse*, elle ne doit pas donner
lieu à chaud en présence de quelques gouttes d'acide
acétique à un coagulum d'albumine, car tous les résultats obtenus dans le dosage de l'acide urique seraient
faussés par la présence de l'albumine précipitée en
solution acide.

Si l'urine est albumineuse on doit donc, au préalable,
se débarrasser de l'albumine, pour cela la prise d'essai
est chauffée à l'ébullition avec quelques gouttes d'acide
acétique, on filtre, on lave deux fois le filtre à l'eau
distillée, et dans la liqueur filtrée on dose alors l'acide
urique comme il est dit plus haut.

*Procédé Otto Folin*. — Le procédé de dosage de
l'acide urique dans les urines proposé par Otto Folin est
recommandable, car il donne des résultats comparables,
à ceux fournis par la méthode Salkowski-Ludwig qui est
celle qui présente le plus d'exactitude. Pour doser l'acide
urique par le procédé Otto Folin, voici comme on opère :

On mesure dans une fiole jaugée 100 cent. cubes
d'urine claire, que l'on verse dans un verre à pied, on
ajoute dix grammes de sulfate d'ammoniaque pour rendre
l'urine légèrement alcaline, et on laisse au repos pendant
deux heures, au bout de ce temps on filtre, sur un petit
filtre sans plis, l'urate d'ammoniaque précipité est lavé
avec une solution à 10 °/₀ de sulfate d'ammoniaque ;

quand le précipité et le filtre sont bien lavés. on dissout l'urate d'ammoniaque sur le filtre avec le jet d'une pissette à eau bouillante légèrement alcaline. on reçoit la liqueur dans une fiole jaugée à 100 cent. cubes : quand on juge que le lavage est complet. que tout l'acide urique est en dissolution. on complète le volume à 100 cent. cubes avec de l'eau distillée et on verse dans un vase conique à saturation.

On ajoute alors avec précaution 15 cent. cubes d'acide sulfurique pur, la liqueur s'échauffe et atteint 60° environ. température nécessaire pour l'opération du titrage qui consiste à verser ensuite goutte à goutte à l'aide d'une burette graduée en centimètres cubes et dixièmes de centimètres cubes, une solution de permanganate de potasse préalablement titrée (avec de l'acide urique pur dans les mêmes conditions) jusqu'à teinte rosée. On ajoute au résultat 1 milligramme pour tenir compte de la perte légère d'urate d'ammoniaque par solubilité.

En employant la solution de permanganate de potasse normal vingtième (N 20). le nombre de centimètres cubes de liqueur de caméléon multiplié par 3,75 donne en milligrammes la quantité d'acide urique contenue dans la prise d'essai.

Dans ce procédé de dosage de l'acide urique, la xanthine et l'hypoxanthine ne sont pas précipités par le sulfate d'ammoniaque, la guanine seule. susceptible de réduire le caméléon, est entraînée, or elle n'existe qu'à l'état de traces dans l'urine, aussi Triollet recommande le procédé d'Otto-Folin pour le dosage de l'acide urique comme étant le plus simple et le plus exact. MM. Tunnicliffe et Rosenheim (*Pharm. Journal*, 19 février 1898) remplacent pour le titrage la solution de permanganate de potasse N 20 par une solution titrée N 20 de pipéridine en présence de phtaléine du phénol comme indicateur. Un centimètre cube de la solution N 20 titrée de pipéridine équivaut à 0 gr. 0084 d'acide urique et contient 0,00425 de pipéridine.

*Procédé E. Mallet.* — En combinant les procédés de Denigès, précipitation de l'acide urique par les sels de cuivre et de Hopkins, titrage par le permanganate de potasse. M. E. Mallet à établi une méthode de dosage de l'acide urique que nous allons décrire, d'après le Répertoire de Pharmacie, quoique les résultats qu'elle fournit soient trop élevés ainsi que nous l'avons constaté à plusieurs reprises en employant ce procédé, dont nous établissons plus loin les côtés faibles.

Comme l'a indiqué M. Denigès, M. Mallet commence à éliminer les phosphates en ajoutant à 100 cent. cubes d'urine, 10 cent. cubes d'une solution de 160 grammes de carbonate de soude anhydre dans un litre d'eau (1), on agite et on filtre.

---

(1) Cette solution ne peut exister à la température ordinaire, car préparée à chaud elle donne par le refroidissement une abondante cristallisation de sel hydraté, et la liqueur surnageante est sursaturée (G. D.)

Le liquide filtré occupant toujours un volume inférieur à la prise d'essai. on en prend une partie aliquote, en rapport simple avec l'équivalent du permanganate de potasse. vis-à-vis de l'acide urique, en tenant compte de la dilution apportée par l'addition de carbonate de soude.

M. Mallet prélève donc 82 cent. cubes de liqueur filtrée. il insolubilise l'acide urique soit avec un mélange préparé à l'avance de 5 cent. cubes d'une solution à 40 grammes par litre de sulfate de cuivre cristallisé et de 20 cent. cubes d'une liqueur composée suivant la formule Denigès de :

Hyposulfite de soude cristallisé... 100 grammes

Sel de Seignette............... 100 —

Eau distillée........ Quantité suffisante pour 1 litre ou bien encore comme Klüger avec un mélange de 10 cent. cubes de liqueur de Fehling et de 20 cent cubes de bisulfite de soude marquant 36° — 40° à l'aréomètre Baumé.

L'acide urique se précipite à l'état de combinaison cuprique ? On filtre et on lave à l'eau distillée tant que l'eau de lavage est alcaline. Le filtre est ensuite projeté dans un demi-litre d'eau distillée additionnée de 5 cent. cubes d'acide sulfurique pur, on agite au contact de l'air pour le désagréger et faire passer le cuivre au maximum d'oxydation, et on titre en versant goutte à goutte dans la liqueur une solution décinormale de permanganate de potasse, jusqu'à coloration rose faible persistant quelques instants.

Chaque centimètre cube de permanganate correspond, à 0 gr. 00745 d'acide urique (1), on aura donc la quantité d'acide urique par litre d'urine en appliquant, d'après les prises d'essais, la formule suivante.

$$\frac{\text{Nombre de c.c. de permanganate} \times 0{,}00745 \times 1000, \times 110}{82 \times 100} = N \text{ décigrs}$$

On voit par l'examen de cette formule que dans ces conditions, la quantité d'acide urique par litre d'urine est donnée directement en décigrammes par le nombre de centimètres cubes de liqueur de permanganate de potasse employé.

Les résultats obtenus ainsi coïncideraient, d'après M. Mallet, avec ceux du procédé Denigès un peu plus délicat dans son application. Dans tous nos essais nous avons obtenu des chiffres trop élevés comme nous l'avons déjà dit, ceci tient, selon nous, à ce que le titrage au permanganate se fait en présence de la cellulose du filtre qui réduit lentement, dans ces conditions, le permanganate, mais cependant d'une façon très appréciable et d'autant plus notable que l'opérateur met plus de temps à exécuter son titrage.

*Nouveau procédé de dosage de l'acide urique.* —

(1) Coefficient déterminé à l'acide urique purifié par l'acide sulfurique.

Gautrelet a proposé dernièrement (1) un nouveau procédé de dosage de l'acide urique que nous allons décrire :

Vingt centimètres cubes d'urine non filtrée sont saturés exactement par une solution alcaline faible, et on acidifie ensuite par 5 centimètres cubes d'une solution d'acide acétique à 15 %.

Déposer sur une assiette de porcelaine blanche des gouttes sensiblement égales entre elles. et en tous cas de dimensions moyennes, d'une solution témoin *fraîche* de :

Ferricyanure de potassium... 0 gr. 20.
Acide chlorhydrique........ V gouttes.
Eau distillée.............. 100 cent. cubes.

Laisser tomber goutte à goutte et en agitant, dans les vingt centimètres cubes d'urine traités comme précédemment, la solution réactif ci-après :

Sulfate de cuivre........... 2 grs. 40.
Sulfite de soude............ 5 grs.
Acide acétique............. 5 cent. cubes.
Eau distillée.............. 100 cent. cubes.

jusqu'à ce qu'une goutte de l'urine cuprique se colore en rouge rose par son contact avec le ferricyanure de potassium.

Chaque dixième de centimètre cube du réactif *urique* ainsi employé correspond à un centigramme d'acide urique global par litre d'urine examinée.

(1) *Bulletin de Pharmacie* de Lyon, 21e année, n° 10 d'otobre 1899.

*Procédé Denigès.* — Denigès a indiqué dans ces dernières années un procédé de dosage de l'acide urique qui a été adopté officiellement et qui donne des résultats satisfaisants. il a en outre l'avantage d'être d'une très grande rapidité.

Dans le procédé Denigès trois solutions sont nécessaires.

1° Solution A. — Liqueur déci-normale de nitrate d'argent.

2° Solution B. — Préparée en dissolvant :

    Chlorure de magnésium.............. 75 grs.
    Chlorure d'ammonium............... 50 grs.

dans quantité suffisante d'ammoniaque à 22° pour obtenir 500 centimètres cubes. A cette liqueur on ajoute :

Solution normale décime $N/10$ d'azotate d'argent 500 centimètres cubes.

3° Solution C. — Liqueur de cyanure de potassium titrée de telle façon que 10 centimètres cubes additionnés de 10 centimètres cubes d'ammoniaque à 22° et de vingt gouttes d'une solution d'iodure de potassium à 10° ₀. donne un trouble persistant avec 10 cent. cubes de la solution normale décime $N.10$ d'argent.

Le mode opératoire est le suivant :

Cent centimètres cubes d'urine débarrassée de l'albumine. si elle en contient. par coagulation par la chaleur et filtration ; sont versés dans un vase à précipiter. On y

ajoute 25 centimètres cubes de la solution B. on agite et
on filtre. On prélève 100 centimètres cubes de ce filtra-
tum ce qui représente 80 centimètres cubes d'urine et
20 centimètres cubes de la solution B.).on y verse 10 centimètres cubes de la solution C. 10 centimètres cubes
d'ammoniaque et vingt gouttes d'iodure de potassium à
à 10°/₀. et. à l'aide d'une burette Gay-Lussac ou Mohr. on
laisse couler goutte à goutte et en agitant la solution A
déci-normale d'argent jusqu'à trouble persistant.

Le nombre de centimètres cubes de liqueur d'argent
employé pour arriver à ce résultat multiplié par 0.21
donne directement la teneur en aide urique par litre
d'urine.

## Phosphates

L'acide phosphorique se présente dans l'urine à l'état
de sels acides et à celui de sels neutres : les phosphates basiques se rencontrent dans les dépôts ou les calculs.

C'est principalement à l'état de phosphate de soude
qu'il est en dissolution. mais il se trouve aussi en faibles
proportions. il est vrai. combiné à la potasse. la chaux et la
magnésie. aussi l'urine normale en vieillissant par suite
de la décomposition de l'urée. ou certaines urines pathologiques. devenant ammoniacales. laissent-elles déposer
du phosphate ammoniaco-magnésien. et du phosphate de
chaux qui n'étaient solubles que grâce à l'acidité urinaire
due surtout au phosphate acide de soude, ou bien à l'acide
carbonique dissous. Dans ce dernier cas, les phosphates

5

se précipitent à l'ébullition de l'urine, ce précipité pourrait parfois être confondu avec de l'albumine par une personne peu exercée, il s'en distingue cependant facilement
par sa solubilité dans l'acide acétique, tandis que les
flocons d'albumine sont insolubles dans cet acide qui au
contraire en favorise la précipitation.

Les phosphates sont des sels normaux de l'urine, qui
renferme en moyenne 1 gr. 60 à 2 gr. 00 d'acide phosphorique anhydre (PhO³) par litre, ce qui représente une
élimination de 2 grs. 50 à 3 grs. 50 pour vingt-quatre
heures.

Lorsque l'élimination de l'acide phosphorique dépasse
la normale, il y a dépression nerveuse et affaiblissement
de l'organisme, c'est ce qui a lieu dans le travail musculaire
et surtout cérébral exagéré chez l'homme en bonne santé
et chez les neurasthéniques.

Certains états pathologiques, la tuberculose, le diabète
phosphatique, les affections nerveuses, le rhumatisme
chronique, donnent lieu à une élimination élevée d'acide
phosphorique qui peut, en certains cas, atteindre un taux
excessif : il y a aussi excès d'acide phosphorique dans les
troubles de la nutrition.

Le rapport normal de l'acide phosphorique à l'urée
est 1,9.

*Dosage de l'acide phosphorique*. — Le dosage de l'acide
phosphorique dans les urines se fait soit volumétrique-
quement à la liqueur titrée d'azotate d'urane, soit par précipitation et pesée.

*Procédé volumétrique à l'azotate d'urane ou Méthode de Joulie.* — La méthode de Joulie est basée sur la précipitation de l'acide phosphorique par les sels d'urane. la fin de l'opération est indiquée par une touche au ferrocyanure de potassium qui donne avec les sels d'urane un ferrocyanure d'urane rouge sang.

On prépare les trois solutions suivantes :

1° Liqueur titrée d'azotate d'urane :

    Azotate d'urane pur. . . .    40 grammes.
    Eau distillée. . . . . . . . .    600 cent. cubes environ.

On fait dissoudre le sel d'urane dans l'eau distillée. on ajoute de l'ammoniaque goutte à goutte. jusqu'à ce que le précipité jaune d'oxyde d'urane soit persistant. on verse ensuite également goutte à goutte de l'acide acétique jusqu'à dissolution parfaite. et liqueur claire et limpide, et on complète un litre avec de l'eau distillée.

2° Solution type de phosphate. correspondant à deux grammes d'acide phosphorique anhydre $(PhO^5)$ par litre. qui sert à déterminer le titre de la liqueur d'urane.

Cette solution peut se préparer soit avec du phosphate acide d'ammoniaque pur desséché à 100° et répondant à la formule $AzH^4O. 2 HO. PhO^5$ soit avec du phosphate neutre de soude $2 NaO. HO. PhO^5, 24 (HO)$.

Nous donnons ci-dessous les deux formules, car quoique M. Joulie donne la préférence au phosphate acide d'ammoniaque : le phosphate neutre de soude est un sel que l'on rencontre très pur dans le commerce et c'est un

réactif ordinaire des laboratoires : il a. il est vrai. l'incon
vénient de *s'effleurir* à la longue en perdant son eau de
cristallisation et par suite de changer de composition
centésimale. mais on peut facilement préparer une solution très bien titrée en choisissant les cristaux non
effleuris. c'est ainsi du reste que la plupart des chimistes opèrent et que nous procédons dans notre laboratoire.

Phosphate acide d'ammoniaque pur. séché à 100°
$(AzH^4O). 2 (HO PhO^5$.................. 3 grs. 240.

Eau distillée. quantité suffisante pour 1 litre.

Ou bien :

Phosphate neutre de soude cristallisé 2 (NaO HO.
$PhO^5$ + $(24 HO)$...................... 10 grs. 085.

Eau distillée. quantité suffisante pour 1 litre.

Cinquante centimètres cubes d'une quelconque de ces
deux solutions contiennent donc 0 gr. 10 d'acide phosphorique anhydre $(PhO^5)$.

3° Solution d'acétate de soude :

Acétate de soude cristallisé...... 100 grammes
Acide acétique cristallisable...... 50 cent. cubes.
Eau distillée. quantité suffisante pour 1 litre.

Cette solution d'acétate de soude sert à saturer les
acides minéraux. car le procédé Joulie n'est pas applicable
en présence d'acides minéraux ou de sels acides.

4º Solution indicatrice de ferrocyanure de potassium à 10 %.

Ferrocyanure de potassium....... 10 grammes.
Eau distillée.................... 90 grammes.

*Titrage de la liqueur d'Urane.* — On met dans une capsule de porcelaine 50 cent. cubes de la solution type de phosphate, on ajoute 5 cent. cubes de solution d'acétate de soude et on chauffe, puis avant que le liquide ne soit à l'ébullition on commence à verser goutte à goutte, à l'aide d'une burette Gay-Lussac et en agitant constamment, la liqueur d'urane jusqu'à ce qu'une goutte de liquide contenu dans la capsule déposée sur une soucoupe de porcelaine et touchée avec un agitateur trempé dans la solution de ferrocyanure donne une légère coloration rouge chamois.

Le titrage est alors terminé, le nombre de centimètres cubes de la liqueur d'urane employés et correspondant à 0 gr. 10 d'acide phosphorique anhydre (PhO⁵) est inscrit sur le flacon, c'est le *titre de la liqueur.*

Dans les laboratoires où le personnel est nombreux, pour éviter les erreurs d'analyses, on établit par un simple calcul de proportions la modification à faire subir à la liqueur d'urane pour qu'elle titre exactement 0 gr. 10 d'acide phosphorique par 20 centimètres cubes.

*Dosage dans l'urine.* — Avant de procéder au dosage de l'acide phosphorique dans l'urine par la solution d'urane, il faut toujours s'assurer qu'elle n'est pas albu-

mineuse. Si elle contenait de l'albumine, il faudrait au
préalable l'éliminer par ébullition et filtration.

La détermination de l'acide phosphorique s'effectue
exactement comme nous venons de le décrire pour le
titrage de la liqueur d'urane, les cinquante centimètres
cubes de la solution type de phosphate sont simplement
remplacés par cinquante centimètres cubes d'urine.

S'il y a un dépôt dans l'urine on doit agiter avant de
faire la prise d'essai et non pas filtrer, car ce dépôt est
souvent formé par des phosphates qui ne seraient alors
pas dosés, et le titrage serait erroné et de nulle valeur.

En observant les prises d'essais que nous venons de
donner et en employant la liqueur d'urane exactement titrée
à 0 gr. 10 d'acide phosphorique par 20 cent. cubes, la
lecture de la burette divisée par 10 donne directement la
teneur en gramme et fractions de $PhO^3$ de l'urine : ainsi,
si dans un dosage on a employé 20 cent. cubes 3 de solution d'urane, l'urine contient 2 gr. 03 d'acide phosphorique ($PhO^3$) par litre.

*Procédé par précipitation et pesée.* — Pour doser
l'acide phosphorique d'une urine par précipitation et
pesée, on neutralise 100 centimètres cubes d'urine
avec une solution alcaline de potasse ou de soude, on ajoute
une dizaine de grammes de nitrate de potasse, et on
évapore lentement à sec. Le résidu est fondu avec précautions pour détruire les matières organiques, repris
par l'eau distillée et un léger excès d'acide azotique en
chauffant légèrement, quand le culot salin est parfaite-

ment dissous, on filtre, le filtre est lavé à l'eau distillée, et la liqueur additionnée de 10 centimètres cubes de mixture magnésienne, et un léger excès d'ammoniaque (1). On agite et on laisse au repos dans un endroit frais pendant douze heures. Au bout de ce temps on filtre sur un petit Berzélius sans plis, le dépôt cristallin adhérent aux parois du verre est enlevé en frottant avec une baguette de verre munie à son extrémité d'un fragment de tube de caoutchouc, on lave bien le verre et le précipité à l'eau ammoniacale au tiers jusqu'à ce que les eaux de lavage n'accusent plus de magnésie ou ne laissent aucun résidu à chaud sur la lame de platine. Le filtre est ensuite séché, puis on l'étale sur une lame de verre, on sépare, le précipité avec précautions et on incinère le filtre à part dans une petite capsule de platine ou de porcelaine tarée, la combustion du filtre est pénible le résidu est toujours charbonneux, on laisse alors refroidir la capsule, on mouille de quelques gouttes d'acide azotique, on dessèche avec précautions pour éviter les pertes par projections et on porte au rouge, on obtient ainsi une combustion parfaite et un résidu blanc, on ajoute alors le précipité et on porte au rouge ; le phosphate ammoniaco-magnésien est décomposé, et il

(1) La mixture magnésienne se prépare avec 50 gr. de chlorhydrate d'ammoniaque pur, 42 gr. 50 de chlorure de magnésium pur, 400 gr. d'eau distillée et 200 gr. d'ammoniaque pure ; après dissolution complète, on mélange et on filtre.

reste du pyrophosphate de magnésie, au bout de quelques
minutes la capsule est mise à refroidir à l'exsiccateur et
pesée. Le poids de pyrophosphate de magnésie obtenu
multiplié par 0.6396. donne la quantité d'acide phosphorique anhydre contenu dans la prise d'essai, c'est-à-dire
100 cent. cubes d'urine. on multiplie donc le résultat par
10 pour rapporter au litre.

## Séparation et dosage des phosphates terreux et des phosphates alcalins.

On dose généralement dans les urines l'acide phosphorique en bloc. sans s'occuper de la nature de ses
combinaisons salines. et dans le bulletin d'analyse on
libelle le résultat sous la dénomination : *Acide phosphorique total*. Or. l'acide phosphorique se rencontre dans
l'urine à l'état de phosphate de soude principalement,
phosphate de potasse. phosphate acide de chaux. phosphate de magnésie. et il est parfois utile de séparer et
doser l'acide phosphorique combiné aux sels terreux. et
celui qui se trouve à l'état de sels alcalins de soude et de
potasse. car certains auteurs prétendent qu'à l'état normal de santé les phosphates terreux et les posphates
alcalins existent dans l'urine dans le rapport de 1 à 3.

Pour séparer et doser les phosphates terreux et les
phosphates alcalins. on procède de la manière suivante:

Cinquante centimètres cubes d'urine. prélevés sur
l'échantillon moyen bien agité. sont traités par un excès

d'ammoniaque pure à 22° B°, on laisse au repos pendant douze heures. les phosphates alcalino-terreux sont précipités à l'état de phosphate de chaux et de phosphate ammoniaco-magnésien. quant aux phosphates alcalins de soude et de potasse ils restent en solution ; au bout de de douze heures on filtre sur un petit filtre sans plis. on lave bien le filtre à l'eau légèrement ammoniacale. la séparation est ainsi faite il ne reste plus qu'à effectuer le dosage.

La liqueur qui renferme les phosphates alcalins est rendue acide par addition d'acide acétique. puis on dose l'acide phosphorique à l'urane comme nous l'avons décrit précédemment.

Ensuite le précipité de phosphates terreux qui est resté sur le filtre est dissous dans l'acide acétique, on étend d'eau et on dose également de même l'acide phosphorique : on pourrait déterminer à la rigueur les phosphates terreux par différence ayant déterminé l'acide phosphorique total et celui correspondant aux phosphates alcalins. mais il est préférable d'effectuer le dosage réel.

*Phosphore organo-métallique.* — On admettait généralement qu'en dosant l'acide phosphorique total dans une urine par l'urane ou par précipitation on avait tout le phosphore éliminé par l'organisme. or MM. Lépine et Aubert ont trouvé en 1884 que dans les urines une petite quantité de phosphore échappait à ce dosage et ils étaient conduits à admettre que ce phosphore était incomplètement oxydé. mais les travaux plus récents (Comptes

rendus 11 juillet 1898) de M. Jolly sont venus jeter un jour
nouveau sur cette question, le phosphore urinaire qui
échappe au dosage ne doit pas être considéré comme
incomplètement oxydé comme le croyaient MM. Lépine et
Aubert, mais combiné à des bases métalliques et à des
matières azotées, combinaisons résistant à l'action des
sucs digestifs et des oxydations intra-organiques.

## Chlorure de sodium.

### (NaCl).

Le chlore existe dans l'urine presque en totalité à
l'état de chlorure de sodium et on n'y rencontre que des
traces de chlorure de potassium, de calcium et de magnésium.

Le chlorure de sodium est, avec l'acide phosphorique,
l'élément minéral le plus important à doser dans l'urine,
non seulement par ce qu'il constitue à lui seul les deux
tiers environ des sels fixes, mais aussi parce qu'il varie
dans de très grandes limites dans la plupart des cas
pathologiques, et que, par suite, son dosage donne toujours
d'utiles renseignements au clinicien.

L'urine normale renferme de 6 à 8 grammes de chlorure de sodium par litre, l'homme en bonne santé élimine donc 10 à 12 grammes de chlorure de sodium en
vingt-quatre heures : ces chiffres n'ont rien d'absolu et
peuvent subir de légères variations suivant la nature de
l'alimentation.

La quantité de chlorure de sodium augmente dans la polyurie et le diabète, diminue dans les maladies fébriles, la fièvre typhoïde notammment, et peut parfois être réduite à zéro dans certaines affections, comme par exemple la pneumonie. D'après Méhu, l'absence totale de chlorure de sodium dans l'urine est l'indice d'une mort prochaine, il en est de même de sa diminution progressive. En résumé, la diminution du chlorure de sodium dans l'urine est toujours un signe grave.

*Dosage du chlorure de sodium.* — Le dosage du chlorure de sodium s'effectue soit volumétriquement, soit par pesée.

*Procédés volumétriques.* — Le procédé volumétrique qui est la méthode classique journellement employé dans les laboratoires, est basé sur la précipitation du chlore par une solution titrée d'azotate d'argent en présence de deux ou trois gouttes de chromate neutre de potasse comme indicateur. Certains analystes opèrent directement sur l'urine même, ce procédé est entaché d'erreur, car les matières colorantes et organiques de l'urine agissent sur la liqueur d'argent, et les chiffres trouvés sont toujours beaucoup trop élevés : pour avoir des résultats précis on doit doser les chlorures de la façon suivante que nous avons adoptée dans notre laboratoire :

On neutralise dix centimètres cubes d'urine avec une solution de potasse ou de soude pure, on ajoute deux grammes de nitrate de potasse exempt de chlorures, on évapore à siccité dans une petite capsule de platine

ou de porcelaine de Saxe. et on incinère à température
aussi basse que possible pour éviter la déflagration brus-
que et par suite les pertes par projections ; quand il ne
reste plus de charbon. que la masse fondue est bien blanche. on laisse refroidir.

On reprend ensuite par cinquante centimètres cubes
d'eau distillée, on ajoute avec précaution de l'acide azotique en léger excès pour saturer les carbonates formés.
quand tout est dissous. qu'il n'y a plus d'effervescence. on
neutralise la liqueur en y projetant par petites portions
du carbonate de chaux pur. on ajoute quatre ou cinq
gouttes d'une solution au dixième de chromate neutre de
potasse et on titre en versant dans la liqueur une solution normale décime N 10 d'azotate d'argent à 17 grammes de nitrate d'argent par litre . jusqu'à coloration très
faiblement rose. Le nombre de centimètres cubes de
liqueur d'argent employé multiplié par 0 gr. 00585 donne
la quantité de chlorure de sodium contenu dans la prise
d'essai. c'est-à-dire 10 cent. cubes d'urine. On rapporte au
litre en multipliant par 100.

*Procédé par pesée.* — On commence à se débarrasser
des matières organiques. comme dans l'opération précédente, en évaporant à siccité dix centimètres cubes d'urine
additionnée de deux grammes de nitrate de potasse pur
et fondant avec précautions. On reprend par l'acide azotique étendu et on précipite les chlorures par un très léger
excès de solution d'azotate d'argent ; quand le précipité
est bien ramassé en masse caillebottée blanchâtre, on

filtre sur un Berzélius : le chlorure d'argent est lavé à quatre ou cinq reprises à l'eau distillée, puis le filtre est séché
à l'étuve.

Quand la dessication est complète, on sépare le précipité, on incinère le filtre à part dans une petite capsule
de Saxe tarée, dans cette opération un peu de chlorure
d'argent est réduit par le charbon du filtre, on laisse donc
refroidir la capsule, on mouille de deux gouttes d'acide
azotique, et on chauffe légèrement, on ajoute une goutte
d'acide chlorhydrique et on évapore à sec, le précipité de
chlorure d'argent est alors joint au contenu de la capsule
et chauffé doucement jusqu'à fusion.

On laisse refroidir et on pèse le chlorure d'argent
obtenu : le poids trouvé multiplié par 0,4076 donne la
quantité de chlorure de sodium contenu dans 10 centimètres cubes d'urine. On rapporte au litre.

Denigès a proposé dans ces derniers temps un procédé
de dosage des chlorures plus expéditif, la modification
apportée porte sur la destruction des matières organiques qui se fait d'une façon fort simple et en quelques
instants :

On pipette 10 cent. cubes d'urine que l'on verse dans
une petite capsule de porcelaine à bec, on ajoute dix
centigrs. de permanganate de potasse en cristaux et quatre à cinq gouttes d'acide sulfurique pur, on porte à
l'ébullition quelques minutes puis on laisse refroidir, on
étend d'eau distillée et on sature l'acidité de la liqueur par
un excès de carbonate de chaux pur, on filtre, le filtre

est lavé à l'eau distillée bouillante. et dans la liqueur on dose les chlorures par la liqueur d'argent normale décime en présence de quatre ou cinq gouttes de solution de chromate neutre de potasse au dixième comme il est dit plus haut.

Ce procédé rapide est aujourd'hui exclusivement employé pour le dosage des chlorures dans l'urine.

## Sulfates

Les sulfates alcalins de potasse et de soude principalement sont des éléments normaux de l'urine qui en renferme environ deux grammes par litre, soit près de trois grammes pour l'élimination des vingt-quatre heures, exprimés en acide sulfurique monohydraté $SO_3.HO)$.

Le soufre existe aussi dans l'urine à l'état de combinaisons organiques sulfoconjuguées et aussi sulfurées.

*Dosage de l'acide sulfurique des sulfates proprement dits, et des sulfoconjugués.* — Cent centimètres cubes d'urine filtrée sont additionnés de deux ou trois centimètres cubes d'acide chlorhydrique pur. on porte à l'ébullition dans un petit ballon ou un becherglass et on précipite par un léger excès de chlorure de baryum à 10 °/₀; on maintient l'ébullition pendant quelques minutes pour agréger le précipité et on filtre sur un petit Berzélius.

Le sulfate de baryte est lavé à l'eau bouillante. jusqu'à ce que le liquide filtré n'accuse plus de chlorure de baryum aux réactifs. c'est-à-dire ne précipite plus par l'acide sulfu-

rique dilué. ou la solution de sulfate de soude. Le filtre
ainsi bien lavé est desséché et calciné dans une capsule de
platine ou de porcelaine de Saxe tarée ; quand la substance est bien blanche, on laisse refroidir complètement
la capsule. on mouille avec deux ou trois gouttes d'acide
sulfurique pur dilué pour ramener à l'état de sulfate le
sulfure de baryum provenant de la réduction opérée par le
charbon du filtre, on dessèche avec précautions pour
éviter les pertes par projections et on calcine à nouveau.

La capsule est ensuite mise refroidir à l'exsiccateur et
pesée. du poids trouvé on déduit la tare.

On obtient ainsi le sulfate de baryte correspondant
aux sulfates alcalins et aux sulfoconjugués organiques
contenus dans la prise d'essai. on multiplie le poids
trouvé par 0.42060. ce qui donne la quantité d'acide sulfurique monohydraté 'SO$^3$HO' équivalente. puis par 10
pour rapporter le résultat au litre d'urine.

*Dosage de l'acide sulfurique des sulfates minéraux
proprement dits.* — Pour déterminer l'acide sulfurique
des sulfoconjugués. il faut doser l'acide des sulfates alcalins, et par différence avec le résultat précédent. on obtient
l'acide sulfurique correspondant aux sulfoconjugués.

Pour faire ce dosage on opère identiquement comme il
vient d'être dit. mais en employant l'acide acétique au
lieu de l'acide chlorhydrique pour acidifier l'urine. il n'y
a ainsi que les sulfates alcalins qui sont précipités. les
sulfoconjugués n'étant pas décomposés par l'acide
acétique.

## Chaux

### (CaO)

La chaux existe dans l'urine normalement en petite quantité à l'état de phosphate et peut-être aussi de sulfate.

Pour doser la chaux. 200 centimètres cubes d'urine bien claire sont neutralisés par l'ammoniaque, il se forme un précipité floconneux qu'on redissout dans l'acide acétique et on précipite en liqueur acétique par un excès d'oxalate d'ammoniaque. on agite et on laisse au repos pendant douze heures dans un endroit frais. Au bout de ce temps on décante sur un filtre Berzélius sans cendres, on lave l'oxalate de chaux dans le verre où s'est effectué la précipitation en filtrant les eaux de lavage. finalement on jette le précipité sur le filtre. on lave deux ou trois fois le verre et le filtre. puis on dessèche ce dernier à l'étuve. Quand le filtre est bien sec on le calcine dans une capsule de platine ou de porcelaine de Saxe tarée. pendant cette opération l'oxalate de chaux est décomposé. il se forme d'abord du carbonate de chaux. puis. si la température est élevée, de la chaux, ou bien un mélange de carbonate de chaux et de chaux vive. Ce composé complexe ne peut ainsi être pesé. il faut le convertir en un sel stable et défini afin de pouvoir en déduire la chaux. pour cela. on laisse refroidir complètement la capsule puis on mouille. avec précautions la matière d'acide sulfurique étendu en

évitant les projections et par suite les pertes ; on dessèche à
température peu élevée pour commencer, afin de chasser
l'excès d'acide sulfurique puis on calcine à nouveau. On
obtient ainsi la chaux à l'état de sulfate, parfaitement
blanc, fixe et de composition définie, on laisse refroidir et
on pèse. La différence de poids avec la tare nous donne
la chaux de 200 cent. cubes d'urine à l'état de sulfate, on
multiplie par 5 pour ramener au litre puis, par 0,41176
pour avoir la quantité de chaux correspondante.

Quand les urines sont troubles et présentent des dépôts
pouvant contenir de la chaux, on agite afin de rendre le
mélange homogène, puis on prélève de suite la prise d'essai de 200 cent. cubes, que l'on additionne d'acide chlorhydrique, on filtre pour séparer l'insoluble, on lave le
filtre à l'eau distillée, et dans la liqueur filtrée on verse
de l'ammoniaque jusqu'à neutralisation, puis de l'acide
acétique et de l'oxalate d'ammoniaque, on abandonne une
douzaine d'heures dans un endroit frais et on termine le
dosage comme il est dit plus haut.

## Magnésie.

### MgO.

La magnésie se rencontre normalement dans l'urine à
l'état de phosphate et de sulfate.

Le dosage de la magnésie s'effectue sur deux cents centimètres cubes d'urine, on prend la liqueur filtrée provenant du dosage de la chaux et on y précipite la magnésie

en y versant du chlorhydrate d'ammoniaque, du phosphate de soude et de l'ammoniaque en excès, on agite bien, puis on couvre le verre et on abandonne au repos pendant douze heures au moins dans un endroit frais. Généralement dans les laboratoires cette précipitation s'effectue le soir, il n'y a ainsi aucune perte de temps et la fraîcheur de la nuit favorise le dépôt, le lendemain la liqueur est décantée sur un filtre Berzélius sans plis, le précipité est jeté sur le filtre la partie adhérente au verre est détachée avec un agitateur muni à son extrémité d'un bout de tube de caoutchouc, et le filtre lavé à l'eau distillée ammoniacale au tiers tant que le liquide filtré laisse à la calcination sur la lame de platine un résidu fixe. Quand le lavage est terminé, on porte l'entonnoir à l'étuve à 100°-110° puis quand la dessication est complète, on calcine le filtre et le phosphate ammoniaco-magnésien dans une capsule de Saxe ou de platine tarée, jusqu'à ce que la matière soit bien blanche, parfois l'obtention d'un pyrophosphate de magnésie bien blanc est pénible, le charbon provenant du filtre étant recouvert d'une couche vitreuse n'est plus en contact avec l'oxygène de l'air et ne peut brûler ; dans ce cas on laisse refroidir complètement, on mouille la partie charbonneuse grise ou noire avec de l'acide azotique concentré et pur et on calcine à nouveau, si un traitement ne suffit pas, on recommence une seconde fois ; on arrive ainsi à avoir un pyrophosphate de magnésie ne contenant pas trace de charbon, on laisse refroidir et on pèse, on retranche la tare de la capsule, on a ainsi le

pyrophosphate de magnésie correspondant à la magnésie
de 200 cent. cubes d'urine. on multiplie par 5 pour rapporter au litre puis par 0.36036 pour avoir la totalité
de la magnésie (MgO).

## Rapports urologiques normaux

*Coefficient de Déminéralisation :*

$$\frac{\text{Matières minérales}}{\text{Extrait sec}} = 30\ °/_0$$

*Rapport azoturique ou Coefficient d'oxydation des Matériaux azotés :*

$$\frac{\text{Azote de l'Urée}}{\text{Azote totale}} = 85\ °/_0$$

*Rapport de l'Acide urique à l'Urée :*

$$\frac{\text{Acide urique}}{\text{Urée}} = 2\ °/_0\ (\text{ou } 1/50)$$

*Rapport du Chlorure de sodium à l'Azote total :*

$$\frac{\text{Chlorure de sodium}}{\text{Azote total}} = 79,09\ °/_0$$

*ou du Chlore à l'Azote total :*

$$\frac{\text{Chlore}}{\text{Azote total}} = 48\ °/_0$$

*Rapport de l'Acide phosphorique terreux à l'Acide phosphorique total :*

$$\frac{\text{Acide phosphorique terreux}}{\text{Acide phosphorique total}} = 25\ °/_0$$

*Rapport de l'Acide phosphorique total à l'Azote total :*

$$\frac{\text{Acide phosphorique total}}{\text{Azote total}} = 18 \text{ %}$$

*Rapport de l'Acide phosphorique total à l'Urée :*

$$\frac{\text{Acide phosphorique total}}{\text{Urée}} = 10 \text{ à } 12.5 \text{ %}$$

## 2º. — ÉLÉMENTS ANORMAUX.

### Glucose ou Sucre de raisin.

Le glucose ou sucre de raisin qui a pour formule $C^{12}H^{12}O^{12}$ n'est pas un élément normal de l'urine, cependant nous devons dire qu'on l'y rencontre chez certaines personnes en bonne santé, après l'ingestion d'aliments sucrés, de pâtisseries ou de sucreries, mais dans ce cas le glucose n'y existe que passagèrement ; dès que la cause est supprimée il disparaît également, et du reste il ne s'y trouve toujours qu'en petites quantités.

Les urines sucrées caractérisent le diabète sucrée qui est presque toujours accompagné de polyurie ; mais aussi on peut rencontrer le sucre à la suite de troubles nerveux, dans les lésions cérébrales, dans les maladies du foie, pendant la grossesse et l'allaitement, dans les cas d'empoisonnements à l'arsenic, à l'oxyde de carbone après l'absorption de doses massives de morphine, d'alcool, de chloroforme et aussi de chloral qui a la propriété de se décomposer en chloroforme et en acide formique dans l'organisme.

Les urines renfermant du sucre sont dans la plupart des cas reconnaissables à première vue, car elles ont une couleur très faible et une densité très élevée. Outre le glucose elles contiennent généralement aussi une forte proportion d'urée.

La recherche du sucre dans l'urine est une opération très facile ; dans un tube à essai on chauffe à l'ébullition quatre ou cinq centimètres cubes de liqueur cupro-potassique ou liqueur de Fehling, dont nous donnons plus loin la composition et la préparation, puis on ajoute quelques centimètres cubes d'urine et on fait bouillir, la liqueur de bleu-céleste qu'elle était vire au violet, puis au vert et à l'orangé avec formation d'un dépôt rouge. Si on laisse déposer le précipité la liqueur surnageante est bleue s'il y a excès de liqueur de Fehling, parfaitement incolore si le glucose a complètement précipité la liqueur de cuivre sans excès ; et jaunâtre par suite de l'action de l'alcali caustique de la liqueur de Fehling sur le sucre s'il est en excès ; on peut donc, comme on le voit, en prenant un volume donné de liqueur de Fehling et en opérant avec précautions afin de ne point dépasser le point final, doser par ce moyen le sucre contenu dans une urine.

Mais cet essai demande un peu d'habitude, car certaines urines chauffées avec la liqueur cupro-potassique donnent un précipité généralement léger, verdâtre et floconneux dû, à l'action des matières extractives de l'urine, le liquide prend également une teinte verte, mais il ne se forme *aucun précipité jaune, orangé, ou rouge*

c'est la *fausse réduction* bien connue des chimistes qui
s'occupent d'analyses d'urines ; aussi. pour apprécier de
petites quantités de glucose dans les urines, il convient
au préalable de les déféquer avec 1,10 d'une solution de
sous-acétate de plomb à 10 °/₀, agiter et filtrer. La liqueur
qui passe peut alors servir au dosage du glucose. mais
on devra ultérieurement tenir compte de la dilution de
1/10 qu'elle a subie.

*Préparation de la Liqueur de Fehling.* — La liqueur de
Fehling qui est d'un usage courant dans les laboratoires
pour la recherche et le dosage du sucre dans les boissons
et les matières alimentaires se prépare de la façon suivante :

On dissout :

1°. 34 grs. 65 de sulfate de cuivre pur cristallisé dans
200 cc. d'eau distillée.

2°. 173 grs. de sel de Seignette tartrate double de
potasse et de soude) dans 480 centimètres cubes de lessive alcaline de soude ou de potasse de 1,14 de densité.
On verse doucement en agitant constamment la solution de sulfate de cuivre dans celle de sel de Seignette et on complète un litre à 15° C. avec de l'eau
distillée, on agite bien et on détermine le titre de la
liqueur ainsi obtenue de la manière suivante :

On prépare une solution type de glucose en dissolvant
0 gr. 475 de sucre candi pur dans environ 80 centimètres
cubes d'eau. on ajoute huit ou dix centimètres cubes
d'acide chlorhydrique pur et on chauffe pendant quelque

temps au bain-marie à 70° pour intervertir le sucre, quand au bout de quelques minutes on juge que l'interversion est complète, on retire le ballon du bain-marie, on laisse refroidir, on complète le volume de 100 centimètres cubes et on rend le mélange homogène par agitation.

Dans un petit ballon, de 250 centimètres cubes, à fond plat, on verse 10 centimètres cubes de liqueur de Fehling exactement mesurés à la pipette à deux traits, on ajoute 40 à 50 centimètres cubes d'eau distillée, une pastille de potasse et on porte à l'ébullition (la liqueur ne doit pas se troubler, ni laisser déposer d'oxydule de cuivre), alors on verse goutte à goutte à l'aide d'une burette de Mohr ou de Gay-Lussac, graduée en centimètres cubes et dixièmes de centimètres cubes, la solution type de glucose, jusqu'à disparition de la teinte bleue, en ayant soin de faire bouillir à chaque addition de liqueur sucrée afin que la réduction soit complète, il se forme un précipité orangé ou rouge d'oxydule de cuivre et le titrage est terminé quand le liquide surnageant est absolument incolore.

Si la liqueur de Fehling est bien titrée, on doit avoir employé exactement 10 centimètres cubes de solution de glucose; dans le cas contraire on détermine par une simple règle de proportion la quantité de sulfate de cuivre ou d'eau à ajouter à la liqueur de Fehling, et cette addition étant opérée on en vérifie à nouveau le titre.

### Recherche du sucre à la phénylhydrazine.

C. Schwarz. frappé des inconvénients que présente l'emploi de la liqueur de Fehling pour la recherche du sucre lorsque les urines renferment de l'albumine, des composés sulfurés. de fortes proportions d'acide urochloralique, etc., a proposé la phénylhydrazine comme réactif commode et sensible, à l'aide duquel on peut rechercher les plus faibles traces de sucre, tout en étant à l'abri de tout mécompte.

On opère de la manière suivante :

Dix centimètres cubes d'urine sont déféqués avec 1 à 2 centimètres cubes d'acétate de plomb et filtrés. On pipette 5 centimètres cubes de liquide clair. on y ajoute 5 centimètres cubes de liqueur de potasse ou de soude normale et une à deux gouttes de phénylhydrazine. on mélange par agitation et on chauffe à l'ébullition. Si l'urine renferme du sucre la liqueur prend une belle couleur jaune-orangé. Si ensuite on sature avec de l'acide acétique il se forme immédiatement un précipité très fin de couleur jaune qui rend le liquide complètement opaque. Cette précipitation **n'a jamais lieu avec une urine qui ne renferme pas de sucre**. (*Pharmaceutical Zeitüng* XXXIII. 465. par *Archiv. der Pharm.* 3.. XXVI, 796.)

D'autre part on a beaucoup recommandé la solution alcaline de bismuth comme réactif infaillible du sucre dans les urines. or on ne doit pas accorder une entière confiance à ce réactif. car. comme l'a reconnu M. Studer. presque toutes les urines chauffées longtemps en présence de la solution de bismuth la réduisent, et la liqueur prend une teinte noirâtre Schweiz. Woch. fur Pharm.

———————

Hoppe-Seyler préconise pour la recherche du glucose. la formation d'indigo en réduisant l'acide orthonitro-phénylpropiolique en présence d'un alcali.

On fait bouillir 5 cent. cubes du réactif avec 10 gouttes d'urine. Si la liqueur se colore en bleu foncé. c'est que l'urine renferme au moins $0.5 \%$ de glucose ou de substances aussi réductrices que 0.5 de glucose .

Les avantages de ce procédé sont les suivants :

1º Le réactif se conserve indéfiniment sans altération :

2º La recherche peut être effectuée sur quelques gouttes d'urine :

3º La présence de l'albumine est sans influence sur la réaction *Zeits, f. physiol. Chem. t. 17. p. 83-87, et Bulletin de la Société Chimique. 1893).*

*Dosage du glucose dans l'urine. — 1º A la liqueur de Fehling. —* Après s'être assuré par un essai qualitatif préliminaire que l'urine réduisait la liqueur de Fehling en donnant un précipité orangé ou rouge et que par suite elle contenait du glucose, on détermine dans une première opération approximativement la quantité d'urine nécessaire pour décolorer et précipiter dix cent. cubes de liqueur de Fehling. Si l'urine est fortement sucrée, que quelques gouttes réduisent instantanément ou franchement trois ou quatre cent. cubes de liqueur cupro-potassique, chauffés dans un tube à essai, on la dilue au cinquième ou au dixième, c'est-à-dire que l'on pipette 20 cent. cubes ou 10 cent. cubes d'urine que l'on verse dans une fiole jaugée de 100 cent. cubes, on ajoute 60 cent. cubes d'eau, 10 cent. cubes d'une solution de sous acétate de plomb à 10 °/₀ on complète 100 cent. cubes à l'eau distillée, on agite et on filtre ; on a ainsi une solution contenant le cinquième ou le dixième suivant que l'on pris 20 ou 10 cent. cubes d'urine, de la quantité réelle de sucre qui est contenue dans l'urine. Pour faire le titrage on met 10 cent. cubes de liqueur de Fehling dans un petit ballon à fond plat de 250 cent. cubes, on ajoute une pastille ou un fragment de 1 à 2 gr. de potasse caustique, quarante à cinquante cent. cubes d'eau distillée et on porte à l'ébullition, puis on verse peu à peu à l'aide d'une burette Gay-Lussac ou Mohr graduée en dixièmes de centimètres cubes l'urine déféquée jusqu'à disparition de la teinte bleue de la liqueur.

Le nombre de cent. cubes de liquide déféqué employé

contient 0,05 de glucose, on rapporte au litre d'après les
formules suivantes :

1° L'urine n'a pas été diluée :
Glucose par litre $= \dfrac{0.05 \times 1000}{n}$

$n =$ Nombre de cent. cubes de liqueur pour réduire 10 c. de Fehling.

2° L'urine a été diluée :
Glucose par litre $= \dfrac{0,05 \times 1000 \times d}{n}$

$d =$ Degré de dilution de l'urine : 5 si l'urine est diluée 5 fois. 10 si la dilution est 10 fois.

La table suivante donne directement sans calcul la
teneur en glucose par litre d'une urine, d'après la lecture
de la burette, en opérant comme il a été décrit, c'est-à-
dire en employant 10 cent. cubes de liqueur de Fehling
et l'urine n'étant pas diluée.

| Cent. cubes | Dixièmes de Centimètres Cubes | | | | | | | | | |
|---|---|---|---|---|---|---|---|---|---|---|
| | O. | 1/10 | 2/10 | 3/10 | 4/10 | 5/10 | 6/10 | 7/10 | 8/10 | 9/10 |
| 1 | 50.00 | 45.44 | 41.68 | 38.46 | 35.70 | 33.32 | 31.24 | 29.40 | 27.76 | 26.30 |
| 2 | 25.00 | 23.80 | 22.72 | 21.72 | 20.83 | 20.00 | 19.22 | 18.50 | 17.84 | 17.24 |
| 3 | 16.66 | 16.00 | 15.62 | 15.14 | 14.50 | 14.28 | 13.88 | 13.50 | 13.14 | 12.82 |
| 4 | 12.50 | 12.18 | 11.90 | 11.62 | 11.36 | 11.10 | 10.86 | 10.62 | 10.40 | 10.20 |
| 5 | 10.00 | 9.80 | 9.60 | 9.42 | 9.24 | 9.08 | 8.92 | 8.76 | 8.62 | 8.50 |
| 6 | 8.32 | 8.18 | 8.06 | 7.92 | 7.80 | 7.68 | 7.56 | 7.44 | 7.34 | 7.24 |
| 7 | 7.14 | 7.04 | 6.94 | 6.86 | 6.78 | 6.66 | 6.56 | 6.48 | 6.40 | 6.32 |
| 8 | 6.24 | 6.16 | 6.08 | 6.02 | 5.94 | 5.88 | 5.80 | 5.74 | 5.68 | 5.60 |
| 9 | 5.54 | 5.48 | 5.42 | 5.36 | 5.30 | 5.24 | 5.20 | 5.16 | 5.12 | 5.06 |
| 10 | 5.00 | 4.94 | 4.90 | 4.82 | 4.78 | 4.76 | 4.70 | 4.66 | 4.62 | 4.58 |
| 11 | 4.54 | 4.50 | 4.46 | 4.42 | 4.38 | 4.34 | 4.30 | 4.26 | 4.22 | 4.20 |
| 12 | 4.16 | 4.14 | 4.12 | 4.08 | 4.04 | 4.00 | 3.98 | 3.96 | 3.92 | 3.86 |
| 13 | 3.84 | 3.80 | 3.78 | 3.76 | 3.74 | 3.70 | 3.68 | 3.66 | 3.62 | 3.58 |
| 14 | 3.56 | 3.54 | 3.52 | 3.48 | 3.46 | 3.44 | 3.42 | 3.40 | 3.36 | 3.34 |
| 15 | 3.32 | 3.32 | 3.28 | 3.26 | 3.24 | 3.22 | 3.20 | 3.18 | 3.16 | 3.14 |
| 16 | 3.12 | 3.10 | 3.08 | 3.04 | 3.04 | 3.02 | 3.00 | 2.98 | 2.96 | 2.94 |
| 17 | 2.94 | 2.92 | 2.90 | 2.88 | 2.86 | 2.84 | 2.82 | 2.82 | 2.80 | 2.78 |
| 18 | 2.76 | 2.76 | 2.74 | 2.72 | 2.70 | 2.70 | 2.68 | 2.64 | 2.64 | 2.64 |
| 19 | 2.62 | 2.62 | 2.60 | 2.60 | 2.58 | 2.56 | 2.56 | 2.54 | 2.52 | 2.52 |
| 20 | 2.50 | 2.50 | 2.48 | 2.48 | 2.44 | 2.42 | 2.42 | 2.40 | 2.40 | 2.38 |
| 21 | 2.38 | 2.36 | 2.34 | 2.34 | 2.32 | 2.32 | 2.30 | 2.30 | 2.28 | 2.28 |
| 22 | 2.26 | 2.26 | 2.24 | 2.24 | 2.22 | 2.22 | 2.20 | 2.20 | 2.18 | 2.18 |
| 23 | 2.16 | 2.16 | 2.14 | 2.14 | 2.12 | 2.12 | 2.12 | 2.10 | 2.10 | 2.10 |
| 24 | 2.08 | 2.08 | 2.06 | 2.06 | 2.06 | 2.04 | 2.04 | 2.02 | 2.02 | 2.02 |
| 25 | 2.00 | 1.98 | 1.98 | 1.96 | 1.96 | 1.96 | 1.94 | 1.94 | 1.92 | 1.92 |
| 26 | 1.92 | 1.92 | 1.90 | 1.90 | 1.88 | 1.88 | 1.88 | 1.86 | 1.86 | 1.86 |
| 27 | 1.84 | 1.82 | 1.82 | 1.82 | 1.82 | 1.80 | 1.80 | 1.80 | 1.80 | 1.80 |
| 28 | 1.78 | 1.76 | 1.74 | 1.74 | 1.74 | 1.74 | 1.74 | 1.74 | 1.74 | 1.72 |
| 29 | 1.72 | 1.70 | 1.70 | 1.70 | 1.70 | 1.68 | 1.68 | 1.68 | 1.68 | 1.66 |
| 30 | 1.66 | 1.66 | 1.65 | 1.64 | 1.63 | 1.62 | 1.62 | 1.62 | 1.62 | 1.62 |

Les urines albumineuses dont on aura à déterminer
le sucre devront au préalable être séparées de leur albu-

mine par addition de quelques gouttes d'acide acétique à l'ébullition et filtration.

2° *Au saccharimètre*. — Le dosage du sucre au saccharimètre est une opération précieuse, car elle permet de donner rapidement la teneur du sucre d'une urine ; mais, si ce dosage est suffisant dans la plupart des cas, il n'est pas absolument rigoureux, vu que l'urine normale renferme une foule de substances déviant les unes à droite, les autres à gauche le plan de polarisation sans toutefois que la compensation soit complète (1).

Néanmoins, comme ce procédé rapide est très employé et rend tous les jours de grands services, nous allons le décrire.

Avant de pratiquer l'examen saccharimétrique on s'assure que l'urine est exempte d'albumine ; si la présence de cette substance avait été constatée, il conviendrait de s'en débarrasser préalablement en la coagulant par addition de quelques gouttes d'acide acétique à l'ébullition et filtrant.

Dans un petit ballon portant deux traits de jauge 50cc, 55 cc on verse de l'urine jusqu'à la division 50 cc, puis on complète jusqu'à 55 cc. avec de l'acétate de plomb au 1/10 pour opérer la défécation de l'urine, on agite pour bien mélanger et on abandonne au repos pendant quelque temps. On filtre ; le tube polarimétrique de 22 centimètres

(1) Les urines normales dévient à gauche de 0°,2 à 1°,9 sans cependant contenir de sucre ni de médicaments (Mercier, Guide pour l'analyse des urines).

de longueur est empli avec la liqueur filtrée, on le ferme
avec soin en évitant l'introduction de bulles d'air et on
passe au saccharimètre ; la déviation obtenue en se servant du tube de 22 centimètres de longueur multipliée
par 2,22 donne la teneur en sucre de l'urine, si on s'est
servi d'un tube de 20 centimètres il faudra tenir compte
de la dilution due à la défécation en ajoutant 1/10 au
résultat obtenu.

## Action des éléments urinaires et des urines médicamenteuses sur la liqueur de Fehling.

La liqueur de Fehling est réduite par certaines substances médicamenteuses, qui, administrées aux malades
passent dans les urines, plus ou moins modifiées. L'absorption de chloral, de chloroforme, d'essence de térébenthine, de copahu ou de ses composés, d'acétanilide
donne des corps réducteurs dérivés de l'acide glycuro-
nique, le camphre de l'acide urochloralique qui réduisent
la liqueur de Fehling. Il en est de même du bromo-benzol,
du nitro-benzol, du benzol, du phénétol, du salol, du
phénol et de quelques dérivés de la quinine qui sont modi-
fiés par l'organisme et agissent sur la liqueur cupropo-
tassique. L'aldéhyde formique ou formol, dont on parle
beaucoup depuis quelques années, possède aussi des
propriétés réductrices ; aussi, quoique antiseptique par
excellence, ne peut-il être employé pour la conservation

des échantillons d'urines destinées à l'analyse, dans les-
quelles on devra ultérieurement doser le sucre.

La rhubarbe et le séné donnent de l'acide chrysopha-
nique, corps éminemment réducteur, mais les urines contenant ces médicaments déféquées au sous-acétate de
plomb, n'ont plus d'action sur la liqueur de Fehling.

Les éléments eux-mêmes de l'urine agissent sur le
Fehling, ainsi l'acide urique, la créatine, la créatinine,
l'allantoïne, la mucine, la pyrocatéchine, l'hydroqui-
none, le réduisent.

Dans les cas douteux, il sera donc toujours indispensable de contrôler le dosage du glucose, effectué à la liqueur
de Fehling, par l'examen polarimétrique, quoique ce
procédé ne soit pas non plus sans présenter, dans beaucoup de cas, certains inconvénients, lorsque les urines
contiennent des composés possédant des déviations oppo-
sées qui s'atténuent ou s'annulent.


3° *Procédé de K. B. Lehmann.* — Lehmann a proposé, il y a quelques années (Apoteker Zeitung), un procédé de dosage du sucre dans les urines dont nous
dirons seulement quelques mots, car il n'est pas entré
dans la pratique et nous doutons qu'on l'adopte en France;
nous avons cru cependant devoir le décrire afin d'être
complet, car tous les chimistes, s'occupant d'urologie,
savent les difficultés que l'on éprouve à doser le sucre
dans certaines urines riches en acide urique et en ura-

tes (1). Pour appliquer ce procédé on pipette un volume
connu de liqueur de Fehling titrée que l'on verse dans
une capsule de porcelaine et on fait bouillir deux minutes. On filtre pour séparer l'oxyde de cuivre formé et
précipité, on lave le filtre, et, quand la liqueur filtrée est
froide, on complète exactement 250 centimètres cubes.
La solution est rendue bien homogène par agitation, on
en prélève 50 centimètres cubes que l'on additionne d'un
peu d'acide sulfurique, d'un excès d'iodure de potassium
et d'empois d'amidon comme indicateur.

L'iode mis en liberté d'après la formule :

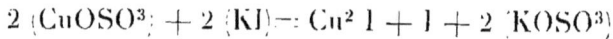

$$2 (CuOSO^3) + 2 (KI) = Cu^2 I + I + 2 (KOSO^3)$$

est ensuite dosé avec une solution normale décime N/10
d'hyposulfite de soude.

D'après Lehmann ce procédé très rapide donnerait des
résultats très exacts.

## Acétone

$(C^6 H^6 O^2)$

On admet généralement à tort que l'acétone n'est pas
un produit normal de l'urine de l'homme en bonne santé ;
toutefois certains auteurs, notamment M. Mallat et M. le
professeur Hougouneng, prétendent qu'on peut l'y rencontrer sans cependant se trouver en présence d'un cas
pathologique. Pour notre part, nous pouvons dire que
dans les milliers d'analyses d'urines que nous avons

(1) Ces corps donnent de fausses réductions avec la liqueur
de Fehling par ébullition prolongée.

faites, urines normales ou pathologiques, nous l'y avons
toujours rencontré, en plus au moins grande quantité, et
nous concluons que toutes les urines en contiennent au
moins à l'état de traces. (G. D.)

Dans les cas pathologiques, la quantité d'acétone
émise augmente d'une façon très notable, on en constate
la présence dans la pneumonie, la scarlatine, la rougeole,
la variole, les affections fébriles, à la période ultime de la
maladie, le cancer, et, d'après Vicarelli, dans l'urine des
femmes enceintes, à la suite de la mort du fœtus : ce fait
signalé il y a plusieurs années par ce savant italien, a
été confirmé récemment par les travaux de Louis Knapp,
de Prague. Les urines diabétiques en contiennent
toujours de grande quantité, et nous avons vu, dans
certains cas, le sucre disparaître complètement, et faire
place à l'acétone qui y apparaît alors en très fortes
proportions, ce fait est généralement un mauvais
présage.

La recherche de l'acétone dans les urines, peut s'effectuer par plusieurs procédés également sensibles qui
sont :

1º La réaction de Lieben. — Par l'iodure de potassium
iodé.

2º La réaction de Chautard. — Par le bisulfite de rosaniline.

3º La réaction de Penzoldt. — Par l'orthonitrobenzaldéhyde.

Pour employer l'une ou l'autre de ces réactions,

7

surtout si l'acétone n'existe pas en grande quantité, il faut opérer sur les premières portions de la distillation préalable de l'urine, le huitième ou le dixième environ de la prise d'essai. (Mallat et Bretet).

Le dosage peut en être effectué par le procédé de M. F. Martz, que nous décrivons plus loin.

1° *Réaction de Lieben, par l'iodure de potassium iodé.* — Dans une fraction du distillat, on verse une égale quantité de solution au 1/10 de potasse ou de soude, puis quelques gouttes de liqueur d'iode iodurée, préparée, en dissolvant vingt-cinq grammes d'iode sublimé dans 80 centimètres cubes d'eau distillée, tenant en solution 20 grammes d'iodure de potassium ; on agite le tube à essai, s'il y a de l'acétone, il se forme un trouble ou un précipité cristallin plus ou moins jaunâtre d'iodoforme présentant l'odeur pénétrante, bien connue de ce composé. Cette réaction est très sensible.

2° *Réaction de Chautard, par le bisulfite de rosaniline.* — Le réactif de Chautard, est une solution de fuchsine diamant ou chlorhydrate de rosaniline décolorée par l'acide sulfureux, il est donc analogue au réactif de Rocques-Mohler, employé couramment dans les laboratoires, pour la recherche et le dosage des aldéhydes dans les alcools du commerce. Pour le préparer on dissout 0 gr. 15 de fuchsine dans 250 centimètres cubes d'eau distillée, et on fait passer dans cette solution, jusqu'à décoloration, un courant de gaz acide sulfureux.

La recherche de l'acétone avec ce réactif est des plus facile : une partie du produit de la distillation de l'urine effectuée comme nous avons dit plus haut, est additionnée d'un volume égal de bisulfite de rosaniline ou réactif de Chautard ; en présence d'acétone, la liqueur se colore en rouge-violacé, coloration d'autant plus intense que la proportion en est plus élevée. Cette réaction est aussi très sensible, mais comme elle se développe lentement, on doit toujours attendre quelques heures avant de se prononcer.

Lorsque, à l'examen d'une urine, ces procédés auront donné une réaction positive, il faudra, pour conclure, s'assurer au préalable qu'elle ne contient ni alcool, ni aldéhydes, car la méthode de Lieben accuse l'alcool et les aldéhydes, et celle de Chautard ces derniers seulement.

Récemment enfin *Penzoldt* a décrit un procédé de recherche de l'acétone dans les urines qui offre une grande sensibilité, tout en ne présentant pas ces inconvénients, il est donc précieux pour pouvoir se prononcer en toute certitude. Voici comment il opère :

3o *Réaction de Penzoldt.* — Le réactif, dont fait usage Penzoldt, Annales de Louvain par Jarhesb. ü. d. Fortschr. der Pharmacog. Pharm. ü. Toxi. 1885), est une solution récente d'orthonitrobenzaldéhyde, elle produit, dans les solutions alcalines sodiques ou potassiques d'acétone, une coloration bleue que Baeyer attribue à la formation d'indigo.

Cette réaction est très sensible, elle accuse un millième

d'acétone en solution; la liqueur passe successivement au jaune. au vert. puis au bleu. et, en agitant avec du chloroforme en très petite quantité. la sensibilité du procédé est encore plus grande. car ce véhicule épuisant la solution se charge de la matière colorante bleue.

D'après M. Raymond Van Melckebeke. qui a étudié spécialement ce procédé, cette coloration bleue ne se produit pas avec les alcools et les aldéhydes et est caractéristique de l'acétone.

*Dosage de l'acétone.* — M. F. Martz a appliqué au dosage de l'acétone urinaire le procédé préconisé par Bardy. pour sa détermination dans les méthylènes du commerce.

Les solutions titrées nécessaires sont les suivantes :

1° Solution N 5 d'iode dans l'iodure de potassium (25 gr. d'iode et 50 gr. d'iodure par litre).

2° Solution N 10 d'hyposulfite de soude (24 gr. 8 par litre).

3° Solution d'acide sulfurique à 10 %.

4° Solution de soude caustique à 8 %.

5° Eau amidonnée à 2 %.

On soumet à la distillation dans une petite cornue 50 cent. cubes d'urine à analyser additionnée de 1 cent. d'acide phosphorique officinal. On alimente le réfrigérant par un courant d'eau rapide, et on recueille le liquide distillé dans un ballon fermé par un bouchon de liège à deux trous, dont l'un communique avec le réfrigérant et l'autre avec l'atmosphère par un long tube. On recueille ainsi 20 cent. cubes de liquide distillé.

On prend alors deux ballons de 250 cent. cubes. Dans le premier, on met 30 cent cubes de la solution de soude 5 cent. cubes du liquide distillée et 25 cent. cubes de la solution d'iode.

Le second ballon sert à titrer la solution d'iode. On y verse 30 cent. cubes de solution de soude, 5 cent. cubes d'eau distillée et 25 cent. cubes de solution d'iode. On laisse réagir dix minutes au moins et vingt minutes au plus, puis on ajoute dans chaque ballon 30 cent. cubes d'acide sulfurique.

L'iode est mis en liberté et les solutions se colorent en brun. On titre celui-ci au moyen de la solution d'hyposulfite : la fin du titrage est déterminée par addition d'eau amidonnée, que l'on ajoute presque à la fin de l'opération.

Soit X et X' les quantités d'hyposulfite employées pour la décoloration des liqueurs : l'acétone contenue dans les 5 cent. cubes de liquide distillé sera donnée par la formule :

$$(X-X') \times 0.001214.$$

Si la quantité d'acétone contenue dans l'urine est faible, au lieu de 5 cent. cubes la prise d'essai devra être de 10 ou 15 cent. cubes de liquide distillé. *Annales de Chimie analytique* 1896, page 333.

MM. Salkowski et Ten Taniguti, pour doser l'acétone

dans les urines ont proposé le procédé suivant : A
300 cent. cubes d'urine, on ajoute 10 cent. cubes d'acide
sulfurique concentré, on distille aussi loin que possible.
Le produit de la distillation est additionné de lessive de
potasse ou de soude, puis de solution iodo-iodurée, et on
laisse reposer vingt-quatre heures.

On recueille l'iodoforme sur un filtre taré, on fait sécher
et on pèse. (*Journ. Ph. et Chim.* 1891, par *Répertoire de
pharmacie*).

## Acide Acétyl-Acétique

L'acide acétyl-acétique a la propriété de donner avec le
perchlorure de fer une coloration rouge violacée intense.
C'est en se basant sur cette propriété que F. Martz a établi le procédé de dosage de l'acide acétyl-acétique dans
les urines de diabétiques : mais comme d'autre part cette
coloration est identique, ou se rapproche de celles four-
nies par certains médicaments tels que les salycilates, les
phénols, l'antipyrine, passant dans les urines, il peut se
présenter deux cas : (1)

1° L'urine contient l'acide acétyl-acétique seul.

2° L'urine renferme de l'acide acétyl-acétique associé à
des médicaments qui se colorent avec le perchlorure de
fer.

*1er Cas.* — On prend 100 cent. cubes d'urine auxquels
on ajoute 5 cent. cubes de perchlorure de fer officinal, on
agite et on filtre : d'autre part on fait dissoudre dans
100 cent. cubes d'eau distillée 1 gr. d'éther acétyl-acé-

(1) *Union pharmaceutique*, 15 mai 1898

tique qu'on trouve facilement dans le commerce ; on prend
20 à 50 cent. cubes de cette solution qu'on place dans
une éprouvette de 100 cent. cubes, on ajoute 5 cent. cubes
de perchlorure de fer, et on compare la teinte
obtenue avec celle que donne l'urine additionnée de perchlorure de fer filtrée et placée également dans
une éprouvette de 100 cent. cubes de mêmes dimensions : *par addition d'eau on arrive à égalité de teinte.*
Si l'on a pris 20 cent. cubes de la solution d'éther acétyl-
acétique à 1 100, et si l'on a obtenu l'égalité de teinte
en ajoutant de l'eau jusqu'à 60 cent. cubes, la quantité
d'acide acétyl-acétique sera donnée par la formule

$$\frac{0.20 \times 1000}{60}$$

*2ᵐᵉ Cas.* — On fait une première détermination en
opérant comme il est dit plus haut : puis on fait bouillir
pendant quelques instants 100 cent. cubes d'urine, on
laisse refroidir et amène à 100 cent. cubes, sur cette liqueur
on fait un second dosage en opérant dans les mêmes conditions : la différence obtenue entre la première et la
seconde détermination donne la quantité d'acide acétyl-
acétique contenue dans l'urine.

Ces dosages sont faciles avec des urines peu colorées
les teintes s'apprécient avec beaucoup de netteté, mais
ils deviennent difficiles avec des urines très colorées

L'acide acétyl-acétique se rencontre à côté de l'acétone
dans l'urine de certains diabétiques, d'après le docteur
F. Martz.

## Matières albuminoïdes

Les matières albuminoïdes sont des éléments pathologiques de l'urine, car l'urine normale de l'homme en bonne santé n'en contient pas ; leur présence doit donc toujours éveiller l'attention et en faire rechercher la cause, cependant certains auteurs prétendent qu'elles peuvent se trouver à l'état de traces, *à la condition toutefois que ces traces n'augmentent pas*, sans qu'il y ait albuminurie, et ils ont appelé cette albumine *albumine physiologique*.

Ainsi d'après Senator et d'autres auteurs la quantité d'albumine éliminée par les urines dans les **limites physiologiques normales** peut atteindre 0 gr. 40 par litre.

Les matières albuminoïdes des urines pathologiques sont des corps ayant une composition très voisine et des propriétés presque analogues, cependant quelques-unes d'entre elles diffèrent, et c'est sur ces petites différences que sont basées leur séparation et leur dosage.

Les matières albuminoïdes que l'on rencontre dans les urines sont :

1° L'*albumine vraie* ou *sérine* ainsi nommée parce qu'elle provient du sérum du sang.

2° L'*albumine des globules sanguins* ou *Globuline*..

3° Des matières albuminoïdes particulières qui ont reçu le nom de *peptones*.

4° La *mucine*.

5° La *pyine* ou albumine du pus.

## 1°. — Sérine ou Albumine vraie

La sérine ou albumine vraie qui provient du sérum du sang se rencontre dans l'anémie. la scarlatine. les maladies du cœur. les maladies nerveuses. mais surtout dans les affections de l'appareil urinaire. les lésions rénales. les néphrites et le diabète. etc.. les quantités d'albumine que l'on observe dans les urines pathologiques sont très variables suivant la nature et l'intensité de la maladie. Si l'analyse chimique qualitative ou quantitative d'une urine albumineuse donne d'excellents renseignements. l'examen microscopique, comme nous le verrons plus loin. en donne de meilleurs, car il permet de déterminer l'origine de cette albumine et de conclure sur la gravité de l'affection : aussi l'examen microscopique est certainement la partie la plus intéressante de l'analyse des urines albumineuses.

*Recherche de l'albumine.* — La recherche de l'albumine doit toujours se faire sur l'urine filtrée afin de pouvoir saisir et apprécier le trouble produit lorsque parfois elle n'existe qu'en petites quantités ou à l'état de traces.

L'urine albumineuse chauffée dans un tube à essai se trouble et donne un coagulum en présence d'albumine : lorsqu'il n'y en a que de petites quantités. le coagulum est peu apparent, mais toutefois le trouble existe toujours Dans cet essai. il faut au préalable s'assurer que l'urine a une réaction acide. dans le cas contraire il conviendrait

d'aciduler avec deux ou trois gouttes d'acide acétique (1),
car l'albumine est soluble à chaud en liqueur alcaline et
n'est plus précipitable : quelques auteurs acidulent à tort
à l'acide azotique, or cette pratique n'est pas recommandable, car l'albumine est soluble dans un excès de cet
acide.

Le docteur G. Esbach a proposé pour la recherche de
l'albumine, une liqueur qui porte le nom de *Réactif picro-
citrique d'Esbach,* et dont la formule est la suivante :

Acide picrique.......... 10 grammes
Acide citrique.......... 20 grammes

Eau distillée. quantité suffisante pour 1000 cent. cubes.

Cette liqueur additionnée d'urine albumineuse dans la
proportion de deux volumes de réactif pour un d'urine
donne un précipité qui chauffé ne disparaît pas.

G. Esbach a de plus établi d'après cette propriété du
réactif picro-citrique une méthode de dosage de l'albumine basée sur le volume du précipité albumineux. qui
est du reste connue sous le nom de *méthode des volumes*
et que nous décrivons plus loin. car bien que très appro-
ximative elle fournit journellement d'utiles indications :
mais nous le répétons, cette méthode ne doit jamais être
appliquée par un chimiste au dosage rigoureux de l'albu-

(1) Lorsqu'on emploie un excès d'acide acétique l'albumine se dissout également, aussi vaut-il mieux faire usage
d'acide trichloracétique, qui a l'avantage de ne pas préci-
ter la mucine, les peptones etc.

mine et doit rester entre les mains des cliniciens qui ne disposent pas d'un temps suffisant pour exécuter un dosage aussi long qu'est celui de l'albumine.

Le ferrocyanure de potassium additionné de quelques gouttes d'acide acétique est un bon réactif de l'albumine qu'il accuse même à l'état de traces.

Enfin nous citerons le réactif de *Tanret* qui est précieux, comme nous allons le voir ; ce réactif se prépare en dissolvant à chaud 4 gr. 06 de sublimé dans environ 100 cent. cubes d'eau bouillante, on verse dans une solution de 9 gr. 66 d'iodure de potassium et 50 cent. cubes d'eau distillée, on ajoute 60 cent. cubes d'acide acétique cristallisable et on complète 192 cent. cubes.

Le réactif de Tanret a la propriété de précipiter à froid dans l'urine, l'albumine, les peptones et les alcaloïdes s'il y en a ; mais si on chauffe le tube où s'est effectuée la précipitation, les alcaloïdes et les peptones se dissolvent et l'albumine seule reste insoluble. Lorsqu'une urine préalablement filtrée, précipite par le Tanret, on doit donc toujours chauffer le tube et déterminer ainsi la nature du précipité avant de conclure.

Méhu emploie pour la recherche de l'albumine un réactif à base d'acide phénique et qui se rapproche beaucoup de celui du D$^r$ Esbach et dont voici la formule :

Acide phénique cristallisé....... 100 grammes
Acide acétique ordinaire........ 100    —
Alcool à 90°................. 200    —

L'albumine est précipitée par ce réactif et le coagulum est insoluble à chaud.

Tout récemment *Journ. Ph. et Ch.*, 1899 Guérin a proposé le sozoiodol pour déceler les matières albuminoïdes de l'urine. Le sozoiodol ou l'acide diiodoparaphényl-sulfonique est un réactif très sensible des matières albuminoïdes urinaires. On ajoute 10 à 15 gouttes de ce réactif à 8 ou 10 cent. cubes d'urine, il se forme un précipité floconneux ou un simple trouble suivant la quantité d'albumine : les urates alcalins et l'acide urique ne sont pas précipités par le sozoiodol. Par contre les albumoses. les peptones. la plupart des alcaloïdes sont. il est vrai. précipités par le sozoiodol, mais les précipités qu'ils donnent disparaissent par la chaleur. d'autre part les nucléo-albumines ne donnent à froid qu'un léger trouble. mais complétement insoluble à chaud. Le sozoiodol s'altérant à la lumière doit-être conservé dans des flacons jaune-orangé.

*Dosage de l'albumine.* - 1° *Par coagulation par la chaleur et pesée.* — On chauffe dans une capsule de porcelaine 50 ou 100 centimètres cubes d'urine préalablement additionnée de quelques gouttes. trois ou quatre. d'acide trichloracétique. le liquide arrive peu à peu à l'ébullition que l'on maintient trois minutes environ en agitant constamment pour éviter que le précipité adhère aux parois de la capsule. On filtre sur un filtre Berzélius taré. on lave la capsule et l'agitateur à l'eau distillée bouillante ainsi que le filtre, on dessèche ensuite à 100° jusqu'à

poids constant. et on pèse l'albumine obtenue.
On rapporte au litre d'urine et au volume
émis en vingt-quatre heures.

2º *Méthode du D<sup>r</sup> Esbach dite Méthode
des volumes*. — Le D<sup>r</sup> Esbach généralisant
l'emploi de son réactif picro-citrique. dont
nous avons parlé plus haut. en usage pour
la recherche de l'albumine dans les urines,
l'a appliqué au dosage rapide de cette substance. en se servant d'un simple tube gradué
d'une façon spéciale et connu dans le commerce sous le nom d'*albuminimètre du
D<sup>r</sup> Esbach* ou plus simplement de *tube
d'Esbach*.

Le tube d'Esbach qui a l'aspect et les
dimensions d'un tube ordinaire à essais
d'un usage courant dans tous les laboratoires.
porte deux divisions principales, une limitée
par un trait vers le milieu du tube et marquée
U. l'autre marquée R et s'arrêtant à environ
cinq centimètres de l'ouverture. A la base du
tube se trouvent sept traits espacés inéga-
lement et marqués 1, 2, 3, 4, 5. 6 et 7. ces
nombres expriment en grammes la quantité
d'albumine par litre contenue dans une urine
d'après la hauteur du dépôt observé.

Pour évaluer l'albumine au moyen du tube
du D<sup>r</sup> Esbach. l'opération est très simple, on

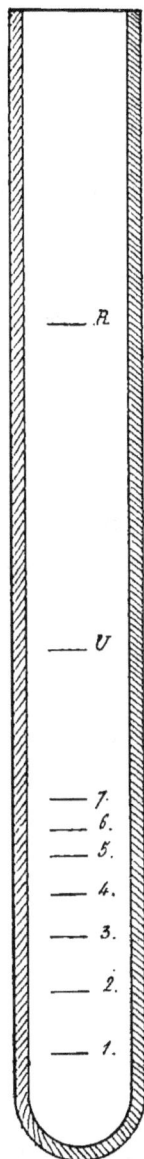

Fig. 8
Albuminimètre
du D<sup>r</sup> ESBACH

verse l'urine préalablement filtrée jusqu'au trait U. on achève de remplir jusqu'à la lettre R avec le réactif pico-citrique. on bouche le tube et on le retourne douze fois sans le secouer ; le tube est ensuite placé sur un support ordinaire à tubes et abandonnée au repos pendant vingt-quatre heures. Au bout de ce temps le dépôt albumineux s'est rassemblé au fond. et on fait la lecture de la division à laquelle il correspond.

Lorsque avec des urines très chargées d'albumine la graduation du tube devient insuffisante. on diluera l'urine d'une fois ou deux fois son volume d'eau distillée et le résultat obtenu devra nécessairement être multiplié par deux ou trois.

L'emploi de la méthode d'Esbach exige que l'urine soit acide. si elle était ammoniacale. il faudrait au préala-ble l'aciduler franchement par l'addition de quelques gouttes d'acide acétique.

Comme nous l'avons dit. cette méthode est bonne au point de vue qualitatif et approximatif. mais d'au-cune valeur scientifique au point de vue quantitatif rigou-reux.

## 2° . — Globuline.

La globuline est une matière albuminoïde, une variété d'albumine. qui provient des globules sanguins. il est rare qu'on la rencontre seule dans les urines et toujours. ou presque toujours. elle accompagne la sérine ou albu-mine vraie.

La globuline est, comme la sérine, coagulable par la chaleur et les acides, mais en diffère en ce qu'elle est précipitée par le sulfate de magnésie, le sulfate d'ammoniaque ou les sels neutres, et c'est en se basant sur cette propriété qu'on opère la recherche et le dosage simultané de la sérine et de la globuline dans une urine de la manière suivante :

Sur 100 cent. cubes d'urine filtrée bien claire, on dose en bloc l'albumine vraie ou sérine et la globuline en les précipitant par la chaleur et l'acide acétique, et en pratiquant le dosage comme il a été dit lorsque nous avons parlé de la sérine. On obtient ainsi le poids de la sérine et de la globuline contenues dans un litre d'urine.

Puis à une nouvelle prise d'essai de 100 cent. cubes d'urine, on ajoute par petites portions et jusqu'à saturation, du sulfate de magnésie ou du sulfate de soude en cristaux aiguillés, on agite et on laisse au repos quelque temps, quand le sel ne se dissout plus on filtre.

On lave très légèrement le dépôt et le sel en excès contenu sur le filtre simplement pour entraîner le liquide interposé ; et on coagule dans la liqueur filtrée la sérine par addition d'acide acétique et ébullition.

On filtre alors sur filtre séché à 100° jusqu'à poids constant et taré, on lave bien à l'eau distillée bouillante tant que la liqueur filtrée accuse des sulfates, c'est-à-dire précipite par le chlorure de baryum ; quand le lavage est terminé, on sèche à nouveau à 100° et on pèse, on a ainsi la sérine contenue dans 100 cent. cubes d'urine. on multiplie par 10 pour ramener au litre.

La sérine étant déterminée et l'opération précédente nous ayant donné la totalité des albumines. globuline et sérine, la globuline s'obtient par différence.

### 3°. — Mucine.

La mucine ou matière albuminoïde du mucus de la vessie se rencontre souvent dans les urines où elle forme un dépôt nuageux par le repos.

Lorsqu'elle est en assez grande quantité elle communique à l'urine une apparence visqueuse.

La mucine ne se coagule pas par la chaleur. elle gonfle énormément dans l'urine et peut occuper un très grand volume ; à cet état elle ne peut être retenue par le filtre qu'elle traverse avec la plus grande facilité. Elle est précipitée par les acides. mais contrairement à la sérine elle se dissout dans un excès d'acide.

### 4°. — Pyine.

Chaque fois que l'urine est purulente elle renferme une matière albuminoïde spéciale qui est la *pyine* ou albumine du pus.

Les urines renfermant du pus prennent, lorsqu'elles sont additionnées d'ammoniaque et agitées vivement avec une baguette de verre. une consistance épaisse de blanc d'œuf (voir recherche du pus) adhérant à l'agitateur que l'on

peut avec précautions sortir du verre ou se fait l'essai en
enlevant toute la masse sous forme d'une matière gluante.
La pyine possède donc là une propriété singulière, et c'est
généralement ce simple procédé que l'on emploie pour la
constater.

La pyine est comme l'albumine vraie ou sérine coagulable à 100° en liqueur légèrement acétique, mais elle
accompagne toujours les leucocytes dans l'urine dont
ultérieurement on constate facilement la présence à l'examen microscopique.

### Recherche des peptones.

La peptonurie est l'indice d'un vice de nutrition provenant généralement de fermentations intestinales anormales.

Pour la recherche des peptones il faut au préalable
s'assurer que l'urine est exempte d'albumine vraie ou
sérine : si on avait affaire à une urine albumineuse il conviendrait d'en séparer l'albumine par coagulation par la
chaleur en présence de quelques gouttes d'acide acétique
et filtration.

L'urine ainsi débarrassée de la sérine est essayée au
point de vue des peptones.

Par le réactif Tanret, l'urine contenant des peptones
donne un trouble ou un précipité disparaissant à chaud,
reparaissant par le refroidissement.

On caractérise les peptones par la réaction classique

connue sous le nom de réaction du *biuret* sur l'urine
privée d'albumine comme il est dit ci-dessus, mais comme
parfois toute l'albumine ne se trouve pas ainsi coagulée.
Yvon recommande d'opérer de la manière suivante :

On maintient l'urine acidulée par quelques gouttes
d'acide acétique pendant plusieurs heures au bain-marie
à 100°. on sépare par le filtre l'albumine vraie ou sérine
précipitée et on essaie si quelques centimètres cubes du
liquide filtré précipite encore par le ferrocyanure de potassium en liqueur acétique. S'il n'y a pas de précipité avec
ce réactif il n'y a plus de sérine en solution et on peut
rechercher les peptones.

Le liquide est rendu alors franchement alcalin par
addition de quelques gouttes de lessive de soude. puis on
y verse quelques gouttes également d'une solution de
sulfate de cuivre à 2 $^0/_0$. s'il y a des peptones la liqueur
prend une coloration rose qui peut aller au violet quand
elles existent en quantité notable.

### Recherche de l'albumine dans les urines fermentées.

M. Loubiou a publié un très intéressant travail (*Gazette
des Sciences médicales* de Bordeaux. 8 septembre 1898)
sur la recherche de l'albumine dans les urines troubles
ou fermentées que nous donnons textuellement ci-dessous,
car il permet aujourd'hui de conclure avec certitude, en
écartant les doutes qui peuvent exister lorsque ce corps
n'existe qu'à l'état des traces.

« Si la recherche de l'albumine dans les urines limpides ou faciles à clarifier par simple filtration au papier est chose aisée, si l'on peut aussi mettre promptement et sûrement en évidence le même principe pathologique dans les urines troubles ou fermentées qui en renferment une notable quantité, il n'en est plus de même quand cette proportion est extrêmement faible et lorsqu'il s'agit de caractériser des traces de matières albuminoïdes dans des urines fermentées que des filtrations répétées sont impuissantes à rendre suffisamment limpides et claires pour un essai rigoureux.

C'est cependant dans ces cas très fréquents, ainsi que le savent tous les urologistes, qu'il est important d'arriver à des conclusions certaines, résultat impossible à réaliser si la clarification complète n'a pas été obtenue, car on est exposé alors à conclure à la présence de traces d'albumine quand le liquide n'en renferme pas, où à l'absence de cette substance tandis qu'il peut en contenir.

Or, tous les chimistes qui se sont occupés de la question savent que, très fréquemment, cette clarification nécessaire ne peut être atteinte, et que les nombreux procédés proposés pour y arriver ne conduisent pas au but cherché.

La solution est encore pendante et le procédé que nous indiquons ci-dessous, paraît la résoudre.

*Mode opératoire.* — 1° Mettre dans un tube à essai 10 centimètres cubes environ d'urine et une goutte de phtaléine du phénol, puis ajouter goutte à goutte de la

soude normale jusqu'à coloration légèrement rosée (avoir
soin après chaque addition de soude de renverser le tube
sur lui-même après en avoir fermé l'ouverture avec la
pulpe du pouce).

2° Ajouter au liquide obtenu 1 gramme à 1 gr. 50 de
bioxyde de plomb (le bioxyde de manganèse ne donne pas
de résultats aussi satisfaisants). agiter vivement pendant
une minute environ. puis filtrer. une seule fois suffit généralement ; dans le cas contraire. repasser le liquide).

3° Le liquide obtenu (qui est rosé ou jaune-rougeâtre).
est additionné de quelques gouttes de réactif de Tanret
(l'acide acétique du réactif fait disparaître aussitôt cette
coloration et l'urine reprend sa teinte primitive).

*On porte à l'ébullition* et. s'il y a de l'albumine, on
obtient suivant sa dose un trouble ou un précipité comme
avec les urines ordinaires.

On peut doser alors l'albumine par le procédé diapha-
nométrique indiqué par M. Denigès dans son « Précis de
chimie analytique » lorsqu'il y en a moins de 0 gr. 20 par
litre, ou par pesée si la richesse est supérieure à ce
chiffre.

La clarification au bioxyde de plomb ainsi conduite en
milieu neutre n'attaque en aucune façon les matières
albuminoïdes de l'urine».

### Recherche du pus.

Le pus peut se rencontrer dans les urines,dans l'inflammation du rein ou de la vessie, la cystite. les fièvres puer-

puérales et typhoïde, la diphtérie, le scorbut, les néphrites et enfin les abcès du rein.

L'urine contenant du pus est généralement neutre ou
alcaline, d'aspect trouble et de couleur gris-jaunâtre lorsqu'il est en quantité notable ; dans ce cas elle abandonne
par le repos une masse épaisse qui se rassemble au fond
du vase ; mais il ne faut pas oublier que des urines claires
et limpides peuvent également contenir du pus.

 - Les urines purulentes se caractérisent très facilement
par les réactions suivantes :

1° Sur l'urine préalablement filtrée, la recherche de
l'albumine, comme nous l'avons indiquée précédemment,
donne toujours un résultat positif, mais ce composé ne
s'y trouve jamais en quantité notable à moins toutefois
qu'il y ait aussi albuminurie.

2° Réaction de Donné, qui consiste à acidifier l'urine
par l'acide acétique et abandonner au repos quelques
heures; il se forme un dépôt, on décante alors le liquide
claire, on verse sur le dépôt un léger excès d'ammoniaque et on bat le mélange avec une baguette de verre à la
façon d'une omelette, l'urine contenant du pus devient
épaisse et filante, adhère à la baguette parfois assez pour
qu'on puisse ainsi enlever du verre une partie ou la totalité de la matière.

3° A l'examen microscopique, on décèle dans les urines
purulentes, la présence des *leucocytes*, formés de globules d'un diamètre plus grand que celui du globule
sanguin environ le double, d'un gris pâle et présentant

un ou plusieurs noyaux que l'on rend apparents en ajoutant sur la préparation une goutte d'acide acétique. La
présence des leucocytes facile à caractériser dans les
urines acides devient impossible dans les urines alcalines,
car le leucocyte est facilement détruit par les alcalis,
aussi l'examen microscopique d'une urine purulente doit
être fait à la réception de l'échantillon, car la décomposition arrivant dans ce cas très rapidement. elle ne tarde
pas à devenir ammoniacale. nauséabonde. et les leucocytes sont dissous.

### Recherche du sang.

Le sang peut apparaître dans les urines. soit dans certains cas de fièvre typhoïde. d'empoisonnements. dans
quelques affections des voies urinaires. soit enfin sous
l'action du froid.

Les urines qui contiennent du sang sont plus ou moins
colorées en rose ou en rouge. troubles, et renferment
toujours de l'albumine. que l'on caractérise facilement
sur le liquide filtré par la coagulation par la chaleur et
l'acide acétique ou toute autre réaction qui lui est propre.
De plus le microscope décèle dans le dépôt laissé par de
telles urines la présence des hématies ou globules sanguins, mais ce dernier caractère peut toutefois faire
défaut si la matière colorante du sang est entrée en dissolution en abandonnant les globules, en un mot s'il y a
*hémoglobinurie.*

La recherche du sang peut se faire par plusieurs procédés. que nous allons successivement décrire.

*Procédé de Heller.* — Le plus simple consiste à alcaliniser l'urine avec une lessive de soude ou de potasse et de soumettre à l'ébullition. il se forme ainsi un précipité dû aux phosphates alcalino-terreux qui laque la matière colorante en prenant une teinte brune tandis que la liqueur surnageante est légèrement verte. s'il y a du sang.

Ce procédé connu sous le nom de *procédé de Heller* peut. si on veut. être utilisé pour un examen rapide. mais il est loin de présenter une valeur scientifique indiscutable; aussi dans les laboratoires d'analyses médicales, la recherche du sang est rarement exécutée par ce procédé.

Les méthodes suivantes permettent seules de se prononcer avec certitude sur la présence du sang dans une urine.

1° *Par la teinture de gaïac et l'essence de thérébentine ozonisée.* — On verse dix centimètres cubes d'urine dans un tube à essai. on ajoute deux centimètres cubes de teinture fraîche de gaïac et autant d'essence de térébenthine ozonisée obtenue en abandonnant quelque temps de l'essence de térébenthine ordinaire au contact de l'air) on agite fortement. en présence de sang la liqueur se colore d'abord en bleu faible. puis fonce peu à peu au contact de l'air et en quelques minutes. elle est devenue bleue intense.

2° *Examen microscopique direct.* — L'urine est versée dans un verre conique et abandonnée au repos pendant douze ou quatorze heures. quand le dépôt s'est réuni à la partie inférieure on décante. en ne conservant qu'un ou deux centimètres cubes du résidu pour l'examen microscopique.

Une goutte du résidu est placée sur une lamelle recouverte du couvre objet et examinée au microscope à un grossissement de 300 diamètres. Les globules rouges ou hématies apparaissent sous la forme de disques circulaires biconcaves. ayant un diamètre de 7 millièmes de millimètre environ, de couleur jaune-rougeâtre au centre. plus foncée sur les bords : parfois aussi les hématies s'empilent les unes sur les autres et donnent l'apparence d'une pile de pièces de monnaie. Dans certains cas lorsque l'examen se fait un peu tardivement. les globules sanguins apparaissent complétement décolorés.

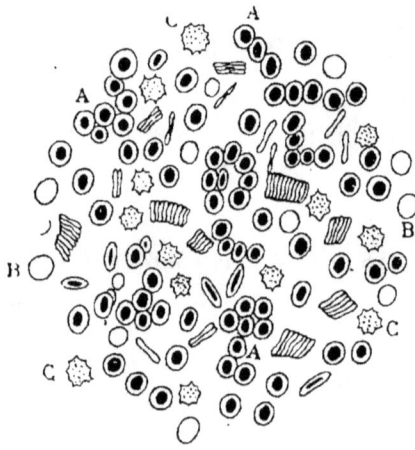

Fig. 9

Globules du sang ou Hématies
*A.* Globules normaux rouges.
*B.* Globules altérés et décolorés.
*C.* Globules en voie de décomposition et crénelés.

3° *Examen spectroscopique.* — Le

sang est facilement caractérisé à l'examen spectroscopique ; l'urine contenue dans un tube à essai est observée
avec un petit spectroscope de poche. l'hémoglobine
donne entre D et E du spectre de Fraünhofer deux
bandes d'absorption qui sont caractéristiques.

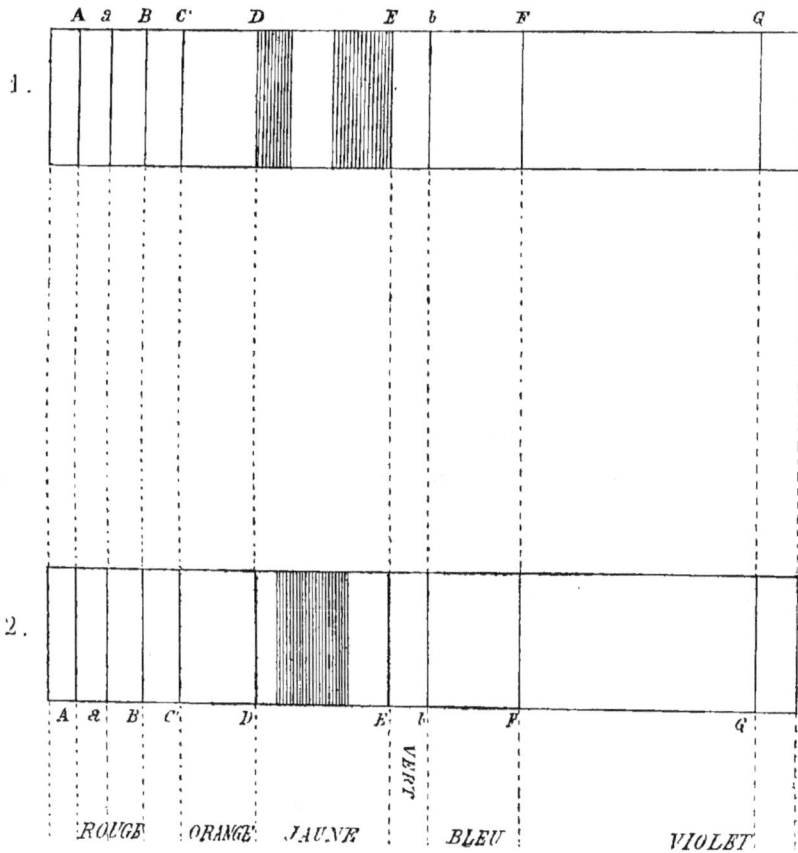

Fig. 10

1. — Spectre de l'Hémoglobine.
2. — Spectre de l'Hémoglobine réduite (Bande de Stockes)

Si on ajoute à l'essai quelques gouttes de sulfhydrate
d'ammoniaque, l'hémoglobine est réduite et le spectre ne
montre plus qu'une seule bande, dont la largeur est
égale aux deux bandes primitives de l'hémoglobine pure,
et que l'on nomme bande de Stockes.

4° *Formation de Cristaux de Teichmann ou Cristaux
d'Hémine.* — L'hémine ou hématine provient de la décomposition de l'hémoglobine du sang, ce composé a la propriété de donner avec les acides des sels parfaitement
cristallisés et la formation facile de son chlorhydrate est un
moyen certain de déceler la présence du sang.

Florence recommande d'extraire la matière colorante
de la façon suivante :

L'urine légèrement acidulée de quelques gouttes d'acide
azotique est additionnée de tungstate de soude, il se forme
un précipité que l'on jette sur un filtre, on le lave, puis on
dissout la matière colorante par l'ammoniaque.

On dépose sur une lamelle de verre, à l'aide d'un agitateur, deux gouttes de cette solution on ajoute deux
ou trois gouttes d'une solution de chlorure de sodium
au millième et on fait évaporer à sec à une douce
chaleur. On reprend ensuite par une goutte d'acide acétique cristallisable, on chasse l'excès d'acide, par la chaleur, presque complètement, on couvre la préparation
avec un couvre objet et on examine au microscope à un
grossissement de 300 diamètres.

Les cristaux d'hémine se présentent alors sous forme
d'aiguilles rhomboïdales presque toujours groupées en

étoiles, de couleur rouge-brune presque noire, insolubles dans l'eau, l'alcool, l'éther, les acides dilués, mais solubles dans les alcalis étendus.

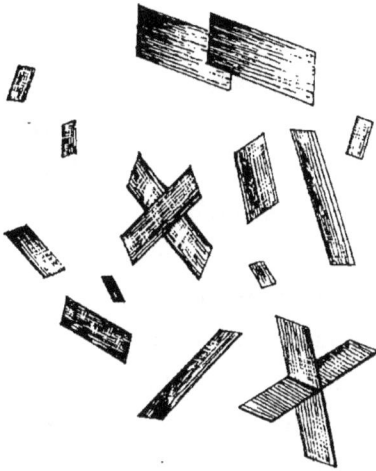

Fig. 11

Cristaux d'Hémine ou Cristaux de Teichmann

Dans la préparation des cristaux d'hémine. ainsi que nous venons de la décrire, il importe de ne faire usage que d'une solution de chlorure de sodium au millième ; la plupart des ouvrages. traitant de cette question, conseillent à tort des solutions plus concentrées. au dixième, par exemple dans ce cas la préparation est surchargée de cristaux de chlorure de sodium et les quelques aiguilles rhomboïdales d'hémine sont noyées dans cette masse et leur recherche devient difficile.

## Recherche des matières grasses.

Nous n'avons que peu de choses à dire sur la recherche des matières grasses dans les urines.

Les urines contenant des matières grasses sont très rares dans nos contrées et ne se rencontrent guère que dans les pays chauds.

Les urines grasses présentent une opalescence marquée et renferment généralement de l'albumine. Comme le lait dont elles ont plus ou moins l'aspect elles abandonnent par le repos les globules graisseux qui sont en suspension et qui viennent surnager à la surface en formant une couche plus ou moins épaisse en raison de leur moindre densité.

Les matières grasses de ces urines peuvent être caractérisées de différentes manières :

1° Un fragment de papier écolier trempé dans l'urine puis séché à l'étuve présente nettement une tache graisseuse.

2° L'urine agitée avec de l'éther redevient claire.

3° Une préparation faite avec la couche surnageant l'urine après un repos de quelques heures, examinée au microscope, présente des globules graisseux, différents de ceux du pus.

L'agitation avec de l'éther permet également de distinguer les urines grasses des urines purulentes, car ces dernières dans ce cas ne s'éclaircissent pas.

On peut isoler et doser la matière grasse dans ces urines en en épuisant un volume déterminé par un dissolvant
approprié. éther ou chloroforme, dans une boule à décanter. On évapore doucement le dissolvant au bain-marie
dans une capsule de platine tarée jusqu'à poids constant,
et on rapporte au litre.

## Recherche de la bile et des pigments biliaires.

La bile est un élément pathologique de l'urine, car elle
n'existe pas dans l'urine normale. Elle lui communique
toujours une teinte foncée, jaune, brun-rougeâtre ou même
verte bien reconnaissable. Les urines bilieuses donnent
par agitation une mousse abondante jaune et colorent
également en jaune le papier non collé ou papier à filtrer.

Cependant ces quelques caractères physiques ne doivent
pas être considérés comme absolument caractéristiques
de la présence de la bile, certains médicaments ayant
eux aussi la propriété de communiquer à l'urine une coloration jaune qu'à première vue on peut facilement confondre avec celle donnée par la bile ; c'est ce que l'on
observe après l'ingestion de séné, de rhubarbe et de santonine. Lorsque l'urine contient de l'indigo, elle présente
aussi une teinte verdâtre due au mélange de la couleur
bleue de cette substance avec les colorants jaunes natu-
rels de l'urine.

La coloration jaune des urines bilieuses est due aux

pigments biliaires *bilirubine. biliverdine. biliprasine, bilifuchsine.*

*Recherche de la bile. — Réaction de Gmelin.* — Le procédé connu sous le nom de procédé de Gmelin est basé sur l'oxydation des pigments biliaires par l'acide azotique nitreux ; quoiqu'il ne soit pas récent c'est encore celui que l'on emploie couramment dans les laboratoires, plus ou moins modifié.

On verse dans un verre à expérience un peu d'acide azotique nitreux, puis on ajoute l'urine avec précautions pour éviter le mélange, pour cela on la fait glisser lentement le long des parois du verre, l'urine qui a une densité inférieure à celle de l'acide surnage ; et s'il y a de la bile, à la surface de séparation il se forme des anneaux colorés en vert, bleu, violet, rouge et jaune ; si la coloration verte n'existe pas on ne doit pas conclure à la présence de bile, car les autres colorations peuvent être données par d'autres substances.

Cette réaction de Gmelin a été *légèrement modifiée* comme suit, le principe restant toutefois le même.

On acidule l'urine par quelques gouttes d'acide chlorhydrique et on agite avec un mélange d'éther et de chloroforme pour dissoudre les pigments biliaires. Ce mélange est décanté et évaporé au bain-marie à un petit volume ; on laisse refroidir on verse dans un verre à expériences et on ajoute avec les précautions signalées plus haut, l'acide azotique nitreux qui produira la série d'anneaux mentionnés s'il y a de la bile.

*Réaction de Gluzinski.* — Gluzinski a indiqué récemment une réaction de la bile et des pigments biliaires qu'il applique à la recherche de ces composés dans les urines, cette réaction serait beaucoup plus sensible que celle Gmelin, car elle accuserait une dilution au 1/140ᵉ, tandis que la précédente devient peu sensible à la dilution de 1/10ᵉ. On verse dans un tube à essai de l'urine et un peu de formol, la réaction est lente à froid et ne donne qu'au bout de vingt-quatre heures une liqueur verdâtre, mais si on fait intervenir la chaleur et que l'on chauffe le tube pendant quelques minutes, immédiatement la solution prend une belle teinte vert émeraude, l'addition d'acide chlorhydrique la fait virer au violet améthyste ; cette solution acide traitée alors par le chloroforme donne une liqueur chloroformique verte qui se rassemble au fond du tube tandis que le liquide surnageant reste coloré en violet. D'après Gluzinski toutes les matières colorantes de la bile biliverdine, bilifuchsine, biliphéine donnent cette réaction.

## Recherche de l'indol et du scatol.

La présence de l'indol et du scatol dans les urines indique des fermentations intestinales anormales, ce dernier corps y existe alors à l'état de scatolxylsulfate de potasse.

La recherche de ces deux composés est très simple ; on fait bouillir quelques secondes vingt centimètres cubes d'urine avec quarante centimètres cubes d'acide chlorhydrique pur, puis on laisse refroidir complètement.

La liqueur est ensuite divisée en deux parties sensiblement égales dans deux tubes à essais.

Dans l'un on y ajoute quelques centimètres cubes d'éther, dans l'autre une petite quantité de chloroforme.

Les tubes sont alors bouchés avec le pouce et retournés plusieurs fois lentement pour éviter les émulsions et permettre au dissolvant de s'emparer des principes solubles. Puis on les abandonne au repos pendant quelques secondes.

L'éther vient surnager et présente une magnifique coloration violette si l'urine renferme de l'*indol*.

Dans le second tube, le chloroforme se rassemble à la partie inférieure avec une couleur rouge, grenat ou rose s'il y a du *scatol*; parfois le chloroforme possède une coloration brune due à certaines matières colorantes de l'urine mais cette coloration ne peut-être confondue avec celle du scatol qui est franchement rose ou rouge suivant la quantité présente dans l'urine.

### Recherche de l'Urobiline (1)

M. Grimbert, pharmacien des Hôpitaux, a proposé un mode de recherche de l'urobiline que nous allons décrire.

L'urine est mélangée avec son volume d'acide chlorhydrique pur et fumant, puis chauffée jusqu'à ce qu'il s'y manifeste un commencement d'ébullition, on laisse refroidir et on agite avec de l'éther. Celui-ci prend une teinte

(1) *Journal de pharmacie et de chimie*, du 1er décembre 1888.

brun rouge pâle offrant une fluorescence verte très vive.
Examinée au microscope, la solution éthérée donne la
bande d'absorption de l'urobiline, évaporée elle laisse un
résidu rouge grenat soluble avec fluorescence dans le
chloroforme, et sans fluorescence dans l'alcool, la glycé-
rine, l'acétone, mais peu soluble dans l'eau.

Lorsqu'on agite la solution éthérée fluorescente avec un
alcali tel que l'ammoniaque, elle se décolore tandis que
l'alcali prend une coloration rouge foncé. En acidifiant ce
dernier avec de l'acide chlorhydrique en présence de nou-
vel éther, on obtient une solution jaune faiblement fluorescente, mais présentant nettement la raie d'absorption de
l'urobiline. Par évaporation, on obtient un résidu jaune
orangé.

Ce mode de recherche de l'urobiline vient confirmer
l'opinion émise par Jaffé que l'urobiline n'existe pas à
l'état libre dans les urines, mais qu'elle résulte vraisem-
blablement du dédoublement d'une substance chromogène
non encore isolée sous l'action des oxydants. Au spectroscope les solutions alcooliques d'urobiline présentent une
bande d'absorption située entre les raies B et F de
Fraŭenhœffer.

*Dosage de l'urobiline.* — Le dosage de l'urobiline dans
l'urine se fait pratiquement très facilement par la méthode de Hoppe-Seyler.

On acidifie 100 centimètres cubes d'urine par l'acide
sulfurique et on sature de sulfate d'ammoniaque, l'urobiline se précipite entièrement sous forme de flocons rouges

9

que l'on recueille sur un filtre et lave avec une solution
concentrée de sulfate d'ammoniaque.

Le lavage terminé, les flocons de matière colorante
sont dissous dans un mélange à parties égales d'alcool et
de chloroforme, la solution ainsi obtenue est additionnée
d'eau distillée jusqu'à séparation du chloroforme que l'on
décante avec soin et évapore dans un petit vase taré. Le
résidu séché à 100° est traité par l'éther, on filtre ; puis on
le dissout à nouveau dans l'alcool, la solution est évaporée séchée et pesée.

## Silice.

### Si O².

La silice existe en très faibles proportions dans l'urine,
deux à trois centigrammes par litre. Elle provient des
aliments végétaux, de la viande, du pain et de l'eau. La
silice se trouve dans l'urine à l'état de silicate alcalin.
Pour doser la silice dans l'urine, on en évapore à sec un
certain volume, un ou deux litres par exemple, l'extrait
obtenu est calciné pour détruire les matières organiques.
On mouille le résidu avec de l'eau acidulée à l'acide chlorhydrique, on évapore à nouveau à sec pour insolubiliser
la silice, on reprend par de l'eau légèrement aiguisée
d'acide chlorhydrique et on jette sur un petit filtre Berzélius, la silice ainsi obtenue est bien lavée à l'eau distillée
bouillante, le filtre est séché, puis calciné dans une capsule
de platine tarée, quand la masse est bien blanche, on laisse

refroidir à l'exsiccateur et on pèse la silice ainsi obtenue.

C'est du reste le procédé ordinaire de dosage de la silice, procédé classique en usage dans tous les laboratoires.

## Carbonates.

Les carbonates n'existent pas dans l'urine normale et ne peuvent évidemment pas s'y trouver puisqu'elle est acide à l'émission ; mais parfois dans les vieilles urines en décomposition ou dans les urines pathologiques, neutres ou alcalines, on rencontre des carbonates de chaux et de magnésie, formés aux dépens des sels terreux de l'urine et du carbonate d'ammoniaque provenant de la décomposition de l'urée ; ces carbonates insolubles sont alors précipités et c'est dans les dépôts qu'il faut les chercher et les caractériser soit au microscope, soit chimiquement.

Les dépôts contenant des carbonates se reconnaissent de suite ; en les traitant par quelques gouttes d'acide chlorhydrique, ils font effervescence et dégagent du gaz acide carbonique que l'on caractérise en opérant de la manière suivante :

L'urine est décantée et le dépôt introduit dans un petit tube à essai, avec un peu d'eau distillée, on ajoute un ou deux centimètres cubes d'acide chlorhydrique, et on bouche immédiatement avec un petit bouchon de caoutchouc muni d'un petit tube à dégagement venant plonger dans un verre contenant de l'eau de chaux, filtrée récemment, en un mot claire et limpide, cette eau de chaux ne tarde pas à louchir d'abord puis le louche s'accentuant de plus en plus. il se forme un précipité blanc de carbonate de chaux. précipité qui est soluble dans les acides chlorhydrique et nitrique.

## Acide oxalique.

$$C^2 O^3. 2 (HO).$$

L'acide oxalique peut parfois. d'après Méhu. se rencontrer en petite quantité à l'état d'oxalate de chaux (environ 0 gr. 02 par vingt-quatre heures) dans l'urine normale : mais généralement lorsqu'on l'y caractérise. il provient soit d'une alimentation contenant des oxalates tels que tomates. oseille. rhubarbe. soit d'un défaut d'oxydation des éléments carbonés de la nutrition. soit enfin d'un état pathologique. dyspepsie. diabète, ictère. etc.

L'acide oxalique se rencontre dans les urines sous forme d'oxalate de chaux en cristaux.ayant au microscope. un aspect particulier que l'on ne peut mieux comparer qu'à des *enveloppes de lettre*. c'est aussi du reste sous cette dénomination qu'on les désigne généralement. Ces cristaux sont solubles dans l'acide chlorhydrique et insolubles dans l'acide acétique.

Pour doser l'acide oxalique dans une urine. on rend l'échantillon bien homogène, c'est-à-dire que l'on met le dépôt en suspension par une vigoureuse agitation. puis on en prélève 250 cent. cubes que l'on chauffe dans un ballon avec un ou deux centimètres cubes au plus d'acide chlorhydrique pur pour dissoudre l'oxalate de chaux précipité.

On filtre, le filtre est bien lavé et dans la liqueur filtrée on précipite l'acide oxalique en versant de l'ammoniaque et du chlorure de calcium, on ajoute ensuite de l'acide acétique, on couvre et on laisse au repos pendant vingt-quatre heures dans un endroit frais. Au bout de ce temps, l'oxalate de chaux est jeté sur un filtre Berzélius sans plis, on enlève la partie adhérente au verre avec les barbes d'une plume, on lave bien à l'eau distillée jusqu'à ce que les eaux de lavage n'accusent plus de sels de chaux aux réactifs. Le filtre est alors séché et calciné puis comme il a été dit pour le dosage de la chaux (voir page 70) on transforme le mélange de carbonate de chaux et de chaux vive en sulfate, en prenant les précautions usitées en pareil cas.

Le sulfate de chaux obtenu est pesé, on rapporte au litre d'urine et aux vingt-quatre heures et on convertit par le calcul en oxalate de chaux $C^2 O^3$. CaO HO, en multipliant le poids total de sulfate de chaux par 1,0735.

## Gaz dissous dans l'urine.

L'urine renferme en dissolution des gaz, acide carbonique, oxygène et azote. Les divers auteurs qui se sont occupés de cette question ne sont pas d'accord sur la proportion relative de ces gaz. Nous citerons les résultats obtenus par M. Edmond Morin publiés dans le *Journal de pharmacie et de chimie* (tome XLV, 1864), qui a étudié la composition du mélange gazeux en dissolution dans les urines de nuit, les urines de repos et les urines de marche.

*Urines récentes de la nuit.*

Acide carbonique    15 cent. cubes. 957.
Oxygène . . . . . . .     0     —     658.
Azote . . . . . . . . . .     7     —     773.

Ces nombres doivent être augmentés de 1/5 environ pour tenir compte de la quantité restée en dissolution.

En comparant les urines du repos à celles de la marche, M. Morin a obtenu les moyennes suivantes :

|  | Acide carbonique | Oxygène | Azote |
|---|---|---|---|
| Urines du repos | 11 c. c. 877 | 0 c. c. 493 | 7 c. c. 494 |
| Urines de la marche | 22 c. c. 880 | 0 c. c. 466 | 8 c. c. 214 |

## Toxicité urinaire.

L'urine est une sécrétion normale toxique, puisque son rôle principal est de débarrasser l'économie des poisons qui s'y forment à tous instants et des matériaux inutiles provenant de l'acte de la digestion et de la désassimilation des tissus.

La toxicité des urines est connue depuis fort longtemps, mais son étude est de date relativement récente et c'est à M. le professeur Bouchard qu'on doit d'avoir jeté un nouveau jour sur cette importante question et l'avoir résolue d'une façon complète.

Les divers composés que l'on rencontre dans l'urine normale ne sont pas tous toxiques, certains sont presque indifférents et n'ont d'action qu'à doses massives, d'autres au contraire sont de violents poisons même en très faibles quantités.

Nous allons passer en revue les conclusions qu'a tirées M. Bouchard de l'étude de la toxicité des composés tenus en dissolution dans l'urine.

L'urée n'est pas un poison, elle n'a d'action toxique sur l'organisme qu'en injection à très fortes doses : la thérapeutique s'en est du reste emparée dans ces dernières années pour le traitement des hydropisies en mettant à profit ses propriétés diurétiques.

Les matières colorantes et odorantes de l'urine ne sont pas toxiques pas plus du reste que les sels minéraux qu'elle tient en dissolution, puisque ces sels minéraux entrent eux-mêmes dans d'assez fortes proportions dans la constitution de nos tissus et la composition des liquides normaux de l'organisme : toutefois, il convient ici de faire exception pour les sels de potasse qui ont une action violente, et qui d'après M. Bouchard, peuvent représenter les 45 % de la toxicité totale de l'urine.

M. Bouchard a classé les composés toxiques de l'urine ainsi qu'il suit :

1° Un corps *diurétique* qui est l'urée :

2° Une substance *narcotique* qui produit chez l'animal un état de somnolence et d'apathie que l'on constate dès le début de l'injection;

3° Une substance *sialogène* qui n'existe qu'en très faible quantité dans l'urine que l'on peut étudier en employant des extraits alcooliques d'urine;

4° Une substance *convulsivante* de nature organique insoluble dans l'alcool;

5° Une substance *myotique* convulsivante, produisant un myosis exagéré ;

4° Une substance *hypothermisante* amenant chez l'animal un refroidissement rapide des extrémités ;

7° Enfin les *sels de potasse*, qui eux proviennent des aliments.

La toxicité des urines provient de trois causes différentes :

1° Des poisons contenus naturellement dans les aliments (potasse) ;

2° De ceux engendrés par les fermentations intestinales (toxines produites par les bactéries).

3° Des déchets ou résidus de la vie cellulaire.

La toxicité d'une urine peut se déterminer de deux manières différentes :

1° On prend une série de lapins de même poids et on leur injecte des doses croissantes d'urine, dans la veine marginale de l'oreille ; à partir d'une certaine dose tous les lapins succombent. La toxicité de l'urine est alors représentée en prenant la moyenne entre la quantité d'urine la plus forte qu'on a pu injecter au lapin sans qu'il succombe et la dose minima qui a amené la mort de l'animal ;

2° La méthode généralement suivie dans l'étude de la toxicité urinaire est la suivante qui est celle adoptée par

M. le professeur Bouchard, elle présente un très grand avantage car elle dispense d'opérer sur une série d'animaux.

On n'emploie qu'un seul animal, auquel on injecte lentement et progressivement l'urine dont on veut déterminer la toxicité jusqu'à ce qu'il succombe, on note alors le volume d'urine qu'il a fallu pour amener la mort.

La toxicité des urines est rapportée à un kilogramme d'animal, c'est l'*unité urotoxique* ou *coefficient urotoxique*, aussi, comme nous l'avons dit plus haut, quand on opère sur des lapins en série, il faut que les animaux soient de même poids.

Le coefficient urotoxique normal chez l'homme en bonne santé est de 0,464, c'est-à-dire que l'urine produite en vingt-quatre heures par un kilog d'homme peut tuer 0 k. 464 de lapin.

L'atténuation du pouvoir toxique des urines s'opère par oxydation et par l'action des sécrétions du foie. L'étude de cette donnée encore peu pratiquée, sera donc de la plus grande utilité en clinique, car, rapprochée de l'analyse chimique et des examens microscopique et bactériologique, elle nous montre d'une façon complète et très nette le fonctionnement de l'organisme.

En 1898, Brieger, de Berlin (1), a repris l'étude de la toxicité urinaire et il trouve que les résultats obtenus précédemment n'ont pas encore de base solide. D'après lui, les sels de potasse considérés jusqu'alors comme de violents

(1) *Médecine moderne*, 1898.

poisons seraient inoffensifs pour l'organisme et la valeur
du coefficient urotoxique aurait besoin pour être admise
qu'on isole l'urotoxine dans l'urine normale ; en tous cas,
elle ne paraît pas être bien considérable, les toxines de
la putréfaction intestinale s'éliminant sous forme de combinaisons non nocives. Dans les états pathologiques, plusieurs auteurs ont isolé des toxalbumines spéciales pour
certaines affections : il est possible qu'elles jouent un certain rôle dans le développement des troubles constatés.
Quant à l'acétone et à l'acide acétique, ils ne doivent pas
être considérés comme produits caractéristiques, pathologiques. L'hydrogène sulfuré, est à peine toxique, l'urine
en      contient    peu    d'ailleurs.  L'alcaptone    et    la
cystine semblent être dus à une mycose intestinale. Si
le rôle des toxalbumines présentes dans les urines semble
fort douteux dans certaines affections, il n'en est pas de
même en ce qui concerne le rapport entre les affections
intestinales et surtout la putréfaction intestinale et les
dermatoses.

# DEUXIÈME PARTIE

## EXAMEN MICROSCOPIQUE ET BACTÉRIOLOGIQUE DES URINES

L'examen microscopique est dans la majeure partie des cas le complément indispensable de l'analyse d'une urine. et permet en rapprochant ses indications des résultats analytiques de conclure d'une façon certaine. là où ces derniers considérés isolément sont insuffisants ou même d'aucun intérêt.

L'examen microscopique se pratique toujours sur le dépôt urinaire.

Nous avons dit dans la première partie de cet ouvrage que les principaux éléments (acides urique, phosphorique, oxalique. etc.) de l'urine pouvant se trouver en partie précipités l'état de sels insolubles ou peu solubles dans les dépôts. il fallait effectuer la plupart des dosages sur l'échantillon rendu. au préalable. bien homogène par agitation, c'est-à-dire en y comprenant les dépôts.

Quand donc toutes les prises d'essais pour l'analyse seront faites. l'excédent de l'échantillon sera réservé à l'examen microscopique et mis à reposer quelque temps dans un verre à expérience conique.

Quand le dépôt est bien rassemblé. ce qui demande parfois plusieurs heures. on décante la partie claire pour ne conserver que le sédiment et on procède à l'examen microscopique de la manière suivante :

A l'aide d'un tube effilé, bien propre, servant de pipette, on prélève quelques gouttes du dépôt que l'on place sur une lame de verre, on recouvre d'une lamelle couvre-objet, on essuie la préparation avec du papier de soie fin et on examine au microscope à un grossissement de 300 diamètres.

Ce grossissement est très bon et bien suffisant pour caractériser les dépôts salins et les éléments anatomiques, mais pour la recherche des corps organisés, spermato-zoïdes, bacilles et ferments, il devient parfois insuffisant et on doit employer l'objectif à immersion.

Les différents éléments constituant les dépôts urinaires qui nous sont décélés par le microscope peuvent être divisés en cinq groupes :

### 1er Groupe :

Dépôts salins formés des sels minéraux et organiques, normaux et anormaux de l'urine comprenant :

| *Dans l'urine acide* | *Dans l'urine alcaline* |
|---|---|
| L'acide urique. | L'urate d'ammoniaque. |
| L'urate de soude. | Le carbonate de chaux. |
| L'acide hippurique. | Le phosphate neutre de chaux. |
| Le phosphate bicalcique. | Le phosphate ammoniaco-magnésien. |
| L'oxalate de chaux. | L'oxalate de chaux. |

2<sup>e</sup> Groupe :

Éléments ou composés organiques divers :

Cystine.

Tyrosine.

Leucine.

Cholestérine (fig. 12).

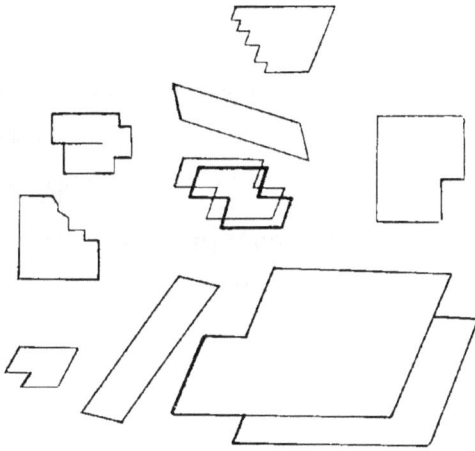

Fig. 12
Cholestérine

Indican.

Indigo.

3<sup>e</sup> Groupe :

Éléments anatomiques divers :

Cellules épithéliales.

Cylindres du rein.

Sang (hématies).

Globules graisseux.

Pus (leucocytes).

4ᵉ Groupe :

Éléments organisés :

    Spermatozoïdes.

    Bacilles divers.

    Ferments spéciaux.

5ᵉ Groupe :

Corps étrangers introduits accidentellement dans l'urine :

Débris de fibres textiles, poils ou cheveux, moisissures et ferments étrangers provenants : d'un prélèvement mal fait, bouteille mal rincée, bouchon moisi, etc.

## Préparations microscopiques des dépôts et sédiments urinaires

Lorsque l'on fait une analyse d'urine, on se borne généralement pour l'examen microscopique à déposer à l'aide d'une pipette quelques gouttes du dépôt sur des lamelles, à les recouvrir de couvre-objets et à procéder de suite à l'examen.

Mais dans certains cas, et même très souvent il est intéressant de pouvoir conserver ces préparations.

Voici comment on doit procéder :

La lamelle étant sur une surface bien horizontale, on y dépose à la pipette ou avec une baguette de verre quelques gouttes du dépôt, on recouvre avec le couvre-objet, puis avec un pinceau très fin qu'on promène sur les bords on le soude au moyen d'une solution de baume de Canada dans le xylol.

Si le couvre-objet est circulaire. on peut. avec avantage. se servir de la tournette. ce qu'il faut surtout chercher c'est que la soudure soit bien faite et que la préparation n'ait aucun accès avec l'air atmosphérique.

En procédant ainsi. les préparations se conservent très longtemps, sans subir aucune altération.

*Acide urique.* — L'acide urique se présente au microscope toujours cristallisé, mais il affecte les formes les plus diverses. que l'on n'arrive à bien caractériser qu'avec une certaine habitude de l'examen des dépôts urinaires.

Les cristaux d'acide urique sont presque toujours colorés en rouge dans les urines fraîches ou en jauneorangé dans celles émises depuis un certain temps. cette coloration est due à des pigments entraînés dans la précipitation et plus ou moins en voie de décomposition.

Les formes les plus communes sont les losanges et les parallélipipèdes, qui parfois se groupent pour donner des amas cristallins en massues et en gerbes d'un certain volume qui occupent tout le champ du microscope.

Les urines donnant

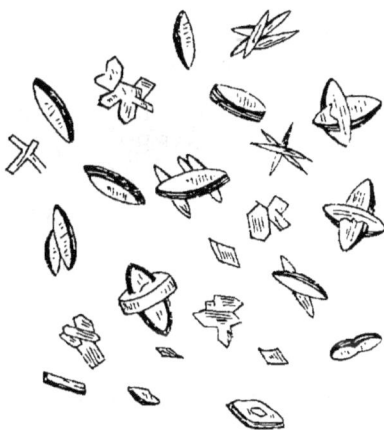

Fig. 13

Acide Urique

des dépôts uratiques sont toujours des urines à réaction fortement acide; l'acide urique devenant dans ces conditions, insoluble, est presque entièrement précipité et l'urine n'en renferme plus que des traces en solution. nous en avons même rencontrées souvent qui n'en contenaient plus, du moins précipitable par les acides (Gaston Dommergue).

*Urate de soude.* — L'urate de soude s'observe au microscope sous forme de grains amorphes très petits, presque toujours colorés en roses, et solubles par la chaleur dans l'urine qui lui a donné naissance.

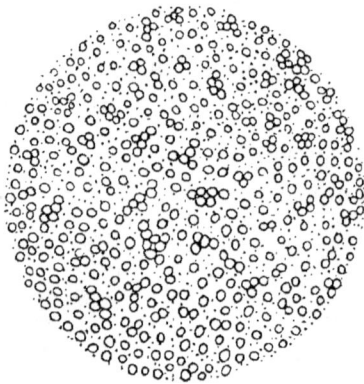

Fig. 14

Urate de soude

*Urate acide d'ammoniaque.* — L'urate acide d'ammoniaque ne se rencontre que dans les urines alcalines; il affecte la forme de boules isolées ou accolées, la plupart du temps hérissées de pointes recourbées en griffes qui

leur donnent un aspect particulier facilement reconnaissable. Il est toujours coloré en brun et accompagne sou-

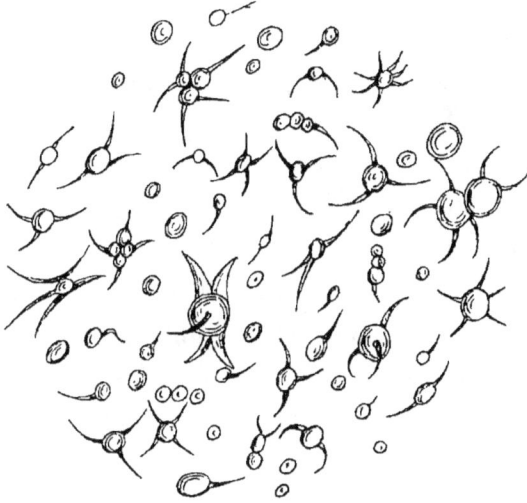

Fig. 15
Urate d'ammoniaque

vent le phosphate ammoniaco-magnésien qui prend
naissance dans les mêmes conditions de milieu.

*Acide hippurique.* — L'acide hippurique qui ne se rencontre que dans l'urine des habitants des pays chauds,
peut s'observer quelquefois dans nos contrées, mais rarement, après l'ingestion de certains fruits: les baies d'airelle
myrtille, les prunes ou de quelques médicaments ; il se
présente aussi dans certaines maladies. Sa forme cristalline se rapproche de celle du phosphate ammoniaco-
magnésien, mais il ne sera pas permis de le confondre
avec ce sel car il ne se rencontre que dans les urines acides
et il ne tarde pas à se transformer en acide benzoïque ;

10

tandis que le phosphate ammoniaco-magnésien ne prend
naissance que dans les urines alcalines en fermentation
ammoniacale par suite de la décomposition de l'urée.
de plus le phosphate ammoniaco-magnésien est soluble
dans l'acide acétique. tandis que l'acide hippurique
ne s'y dissout pas.

*Carbonate de chaux.* — Granulations amorphes se
rencontrant dans les urines alcalines. et solubles dans
les acides avec dégagement gazeux d'acide carbonique.

*Oxalate de chaux.* — L'oxalate de chaux peut se déposer soit dans des urines acides. soit dans des urines
alcalines. Il se présente au microscope sous forme d'octaèdres qui peuvent affecter la forme d'enveloppes de lettres ;

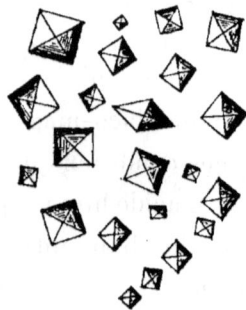

Fig. 16

Oxolate de chaux (en octaèdres)

c'est sous cet état qu'on l'observe généralement, quelquefois cependant il se présente aussi sous l'aspect d'un 8 ou

d'un biscuit ce qui leur a fait donner par quelques

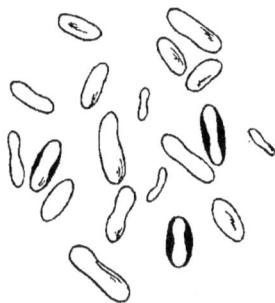

Fig. 17

Oxalate de chaux (en biscuits)

auteurs le nom de *cristaux en biscuit* ou en *sablier*. Ils
pourraient être parfois confondus, par une personne peu
exercée à ce genre de recherches, avec les cristaux de
phosphate ammoniaco-magnésien, mais leur insolubilité
dans l'acide acétique permettra de les différencier avec
certitude ; et un examen microscopique attentif montrera
que l'aspect cristallin de ces deux corps est bien diffé-
rent.

*Phosphate neutre de chaux*. — Le phosphate neutre
de chaux est amorphe comme les dépôts de carbonates
avec lesquels on pourrait parfois le confondre ; pour les
différencier on fait glisser sous le couvre-objet de la préparation microscopique une goutte d'acide chlorhydrique, les carbonates se dissolvent en donnant un dégage-

ment d'acide carbonique reconnaissable aux bulles gazeuses qui se forment, tandis que la dissolution du phosphate de chaux a lieu sans aucun dégagement.

*Phosphate bicalcique.* — Le phosphate bicalcique est en forme d'aiguilles ou de coins à pointes très vives, les cristaux sont parfois légèrement courbés en griffes et souvent réunis par la pointe en nombre très variable comme les rayons d'une roue. mais avec un aspect moins régulier. ou bien encore en X.

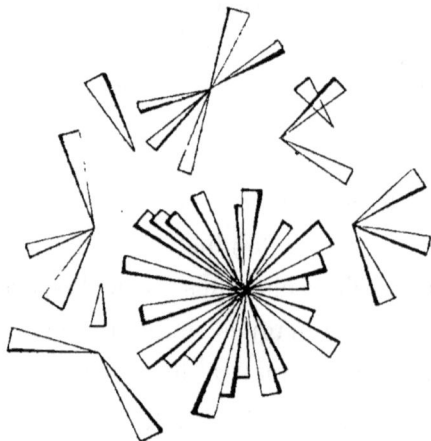

Fig. 18

Phosphate bicalcique cristallisé

*Phosphate tricalcique.* — Dépôts amorphes solubles dans les acides sans dégagement gazeux; ne se rencontre jamais à l'état cristallin (Urines ammoniacales).

*Phosphate ammoniaco-magnésien.* — Le phosphate ammoniaco-magnésien ne prend naissance que dans les urines ammoniacales, il est formé au dépens des matériaux de décomposition des éléments azotés de l'urine (urée). Sa forme cristalline est toute spéciale, très nette et caractéristique, il affecte en effet la forme de cristaux en *couvercle de cercueil*, nom sous lequel on les désigne généralement.

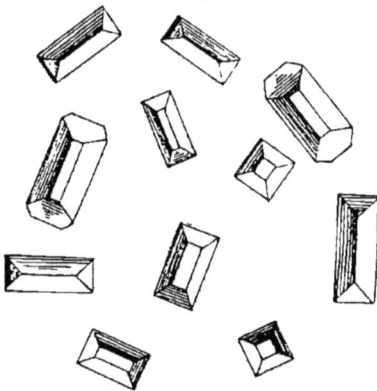

Fig. 19

Phosphate ammoniaco-magnésien

Ces cristaux sont ordinairement assez gros et par suite leur détermination microscopique en est assez simple, et il suffit de les avoir observés une seule fois pour pouvoir les reconnaître sûrement dans un examen ultérieur.

## Leucine.

$$(C^{12} H^{13} AzO^4)$$

La leucine provient de l'action du suc pancréatique sur les matières albuminoïdes, lorsque le foie est malade, ce corps peut passer dans les urines. On la décèle à l'examen

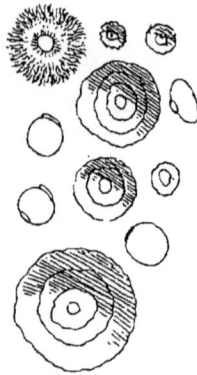

Fig. 20

Leucine

microscopique, elle a l'aspect de petites sphères présentant à leur surface des cercles concentriques dont la circonférence est parfois déchiquetée en dents de scie. Se rencontre dans l'atrophie du foie, l'ictère.

## Tyrosine.

$$(C^{18} H^{11} AzO^6)$$

La tyrosine se formant dans les mêmes conditions que la leucine se rencontre avec cette dernière.

Au microscope elle se présente en amas d'aiguilles blanches cristallines groupées en étoiles ou en houppes soyeuses en forme de secteur, les aiguilles se réunissant autour d'un centre commun.

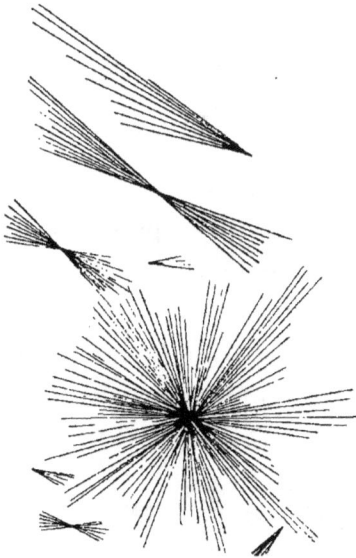

Fig. 21

Tyrosine

Ces deux corps de même que la cystine ne se rencontrent que rarement dans la pratique journalière des laboratoires d'urologie, et sont facilement reconnaissables.

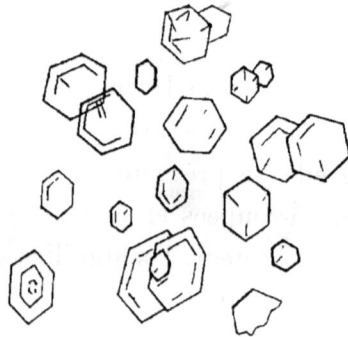

Fig. 22

Cystine

## Éléments Anatomiques

*Cellules du col de la vessie.* — Les cellules du col de la vessie ont une forme particulière très reconnaissable : une extrémité est renflée : et renferme un noyau, l'autre est effilée : ces cellules présentent donc plus ou moins la forme d'un fuseau ou d'une raquette d'où le nom de *cellules fuseau-raquette* que leur donne certains auteurs.

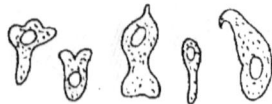

Fig. 23

Cellules du col de la Vessie

*Cellules de la vessie. de l'urèthre. du vagin.* — Les cellules épithéliales de la vessie. de l'urèthre et du vagin dites *cellules pavimenteuses* sont des cellules plates polygonales irrégulières : celles provenant du vagin ont des dimensions plus grandes et un noyau central plus petit que les autres.

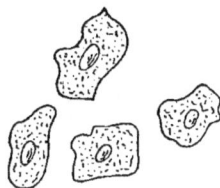

Fig. 24

Cellules de la Vessie

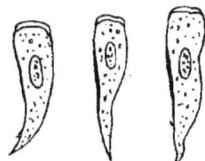

Fig. 25

Cellules de l'Urèthre

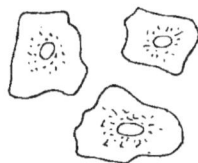

Fig. 26

Cellules du Vagin

*Cellules des bassinets.* — Les cellules des bassinets peuvent se présenter sous deux formes, selon qu'elles proviennent des couches superficielles de l'épithélium ou des couches profondes. Les cellules des couches superfi-

cielles sont fusiformes avec un noyau très développé
dans la partie renflée ; celles des couches profondes sont
rondes avec un noyau central également de très grande
dimension.

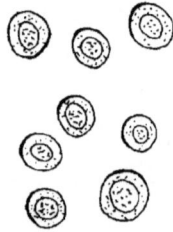

Fig. 27

Cellules des Bassinets

# Tableau des caractères typiques des cellules épithéliales que l'on rencontre dans l'urine (1)

### (E. LIOTARD)

| | | |
|---|---|---|
| 1. Cellules épithéliales rondes ou ovales. un peu gonflées. | Très grosses ($0^{mm}016$ à $0^{mm}033$) à un seul noyau volumineux ($0^{mm}011$ très généralement). | *Urèthre.* *Vessie* bas fond. |
| | A deux noyaux ou un noyau et granules nucléiformes (Kolliker). | *Bassinet. Uretères* Couche superficielle. |
| | | *Rein* Rares à l'état isolé. |
| | Beaucoup plus petites ($0^{mm}011$ à $0^{mm}015$ environ). | *Vessie* près du col. |
| 2. Cellules épithéliales. lamelleuses. très minces. polygonales. | A noyau volumineux et souvent deux noyaux et granules nucléiformes. | *Bassinet et Uretères.* Couche superficielle. |
| | Lamelles très grandes ($0^{mm}022$ à $0^{mm}045$) mais à noyau très petit ($0^{mm}006$). | *Vagin* et parties génitales externes. |
| | | *Urèthre* près l'orifice externe |

(1) Manuel pratique et simplifié d'analyse des urines, par E. Liotard.

3. Cellules épithélia-
les cylindriques. ou
fusiformes  en  ra-
quette,  avec  queue
plus ou moins longue
et plus ou moins con-
tournée.

*Vessie. — Bassinet. — Uretères*

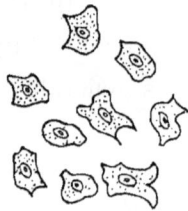

Fig. 28

Cellules du Rein

## DES CYLINDRES URINAIRES

---

**Indications qu'ils fournissent dans le diagnostic
et le pronostic des maladies rénales.**

M. Péhu, interne des Hôpitaux de Lyon, a fait dans ces
derniers temps une étude approfondie des cylindres urinaires au point de vue du diagnostic et du pronostic des
maladies rénales. étude publiée par la *Rev. de Méd.* et la
*Gazette des hôpitaux* et que nous donnons ci-après textuellement :

La recherche et l'étude des cylindres urinaires peuvent
donner en clinique des renseignements utiles pour le
diagnostic et le pronostic des néphrites: elles sont actuellement abandonnées, parce que. d'une part. on a voulu
demander à chacune de leurs variétés une valeur séméio-
logique égale et que. d'autre part. on n'a pas placé à sa
base l'individualisation des néphrites épithéliales dans le
groupe complexe des maladies rénales.

On peut d'après leur mode de formation, diviser les
variétés de cylindres en trois classes :

1.º Les cylindres de « *transsudation* » résultent du passage à travers les parois des tubes urinifères de certaines
substances contenues dans le sang et ce passage s'effec-

tue à la faveur de troubles circulatoires, d'allure aiguë ou
chronique : Cylindres hyalins. d'hémoglobine, de fibrine,
de globules rouges :

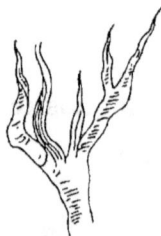

Fig. 30
Cylindres
muqueux

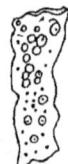

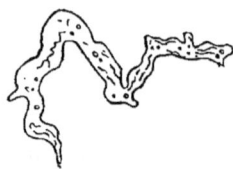

Fig. 29
Cylindres fibrineux

Fig. 31

Cylindroïdes

2° Les cylindres de « *desquamation* » sont des formations dues à la mise en liberté par le mode dégénératif.
de cellules modifiées venues des tubes du rein : cylindres
colloïdes, graisseux, amyloïdes. épithéliaux même :

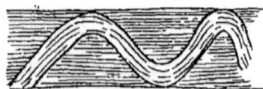

Fig. 32

Cylindres épithéliaux

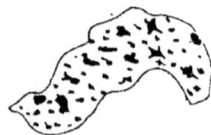

Fig. 33
Cylindres graisseux

3° Les cylindres de « *fermentation* » sont produits par
la prolifération de l'épithélium à revêtement de Heindenhain
qui a subi du principe pathogène, une atteinte plus ou
moins forte, et réagit suivant le mode prolifératif.

« Les cylindres granuleux sont la caractéristique des
néphrites épithéliales » : leur constatation en plus ou
moins grande quantité. leur persistance. même en dehors
d'une inflammation aiguë. doit conduire à formuler le
« *diagnostic* » d'une néphrite portant son action sur le
labyrinthe rénal.

Les autres variétés de cylindres sont d'une utilité
moindre pour le diagnostic d'une affection rénale : les
cylindres « *hyalins* » qui sont. de beaucoup. la variété la

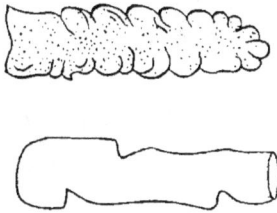

Fig. 34

Cylindres hyalins ou colloïdes

plus fréquente. accompagnent généralement les troubles
circulatoires, mais n'ont en eux-mêmes aucune significa-
tion caractéristique au point de vue du diagnostic.

Comme facteur du « *pronostic* » dans les néphrites épithéliales, la recherche des cylindres « *granuleux* » tire
sa valeur de ce qu'elle permet de suivre les phases
diverses du processus anatomo-pathologique. les modifications des cylindres traduisant des étapes inflamma-
toires.

À l'état « *aigu* » ils sont nombreux, cohérents. à granulations compactes. d'un diamètre étroit. et sont l'indication d'une fermentation cellulaire active.

À l'état « *subaigu* » les formations granuleuses sont plus rares. moins cohérentes : leur diamètre est accru.

Lorsque la sclérose secondaire tend à s'installer dans le tissu lésé. il semble qu'avec ce type spécial des cylindres on note la présence de cylindres colloïdes : cependant, on ne peut. sur ce point. former des conclusions fermes. étant donnée la variabilité de leur constatation.

Enfin si l'affection passe à l'état « *chronique* » les cylindres sont en quantité minime et sont doués d'une cohésion moindre. Si l'affection « guérit. *l'albumine et les cylindres disparaissent* ». Si le processus passe à l'état « *cicatriciel* », les tubes. imparfaitement régénérés laissent passer une quantité variable. généralement minime d'albumine : ils ne fournissent plus aucun cylindre.

Pour tous ces motifs. la recherche systématique des cylindres mérite de prendre une place importante en séméiologie urinaire.

## MICROORGANISMES

### Microccocus Ureæ.

Le *microccocus ureæ* est l'organisme principal que l'on rencontre dans les urines ammoniacales.

Il a été signalé dans l'urine dès 1862 par Pasteur et se

présente au microscope sous forme de corpuscules sphériques de 1 à 15 millièmes de millimètres de diamètre réunis en chaînes ou quelquefois, mais plus rarement, groupés en tétrades ou en diplocoques.

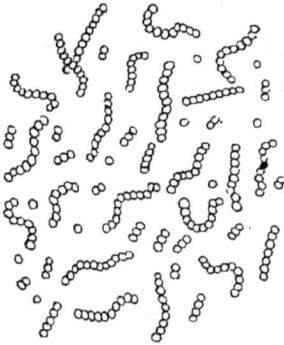

Fig. 35

Micrococcus Ureæ

Il se développe au contact de l'air très rapidement dans l'urine à la faveur de l'urée qu'il transforme en carbonate d'ammoniaque par le ferment qu'il sécrète, les sels tenus en dissolution deviennent alors très peu solubles ou insolubles dans un tel milieu et se déposent sous forme d'urates alcalins et de phosphate ammoniaco-magnésien très facilement reconnaissables à l'examen microscopique.

## Saccharomyces cerevisiæ.

Le *saccharomyces cerevisiæ*, ou cellules de levûre, se rencontre dans les urines sucrées (urines de diabétiques), sous forme de cellules allongées assez grosses,

11

lisses, groupées bout à bout, ou isolées, portant très souvent à une extrémité une petite cellule en voie de formation par bourgeonnement.

### Sarcina uræ.

Bactéries sphériques réunies en cubes composés de huit cellules ou d'un multiple de ce nombre, ayant plus ou moins l'aspect d'un ballot de marchandise.

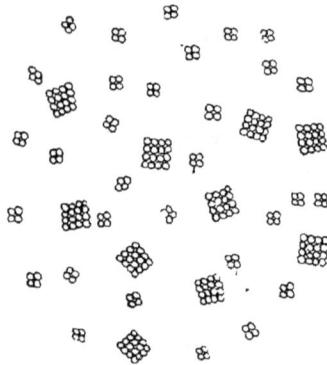

Fig. 36
Sarcina Uræ

Les sarcines sont assez rares dans l'urine.

### Spermatozoïdes.

La présence de spermatozoïdes dans l'urine peut provenir de différentes causes, dont nous n'avons pas à nous occuper ici, et qu'il appartient seulement au médecin de déterminer ; nous nous bornerons simplement à donner le procédé de recherche des spermatozoïdes dans l'urine.

L'urine est décantée de façon à ne conserver que quelques centimètres cubes que l'on verse dans un petit verre conique, on laisse déposer quelques heures, puis à l'aide d'un tube effilé on prélève quelques gouttes généralement filamenteuses que l'on dépose sur une lame de verre, on couvre avec une lamelle et on examine directement au microscope avec un fort objectif.

Les spermatozoïdes se présentent sous la forme d'animalcules à tête renflée munie d'une longue queue et très mobiles quand l'urine vient d'être fraîchement émise, mais dans les échantillons remis à l'analyse on n'a jamais l'occasion de les voir en mouvement, car ces organismes sont très fragiles et sont tués soit par l'acidité, soit par l'abaissement de température du milieu.

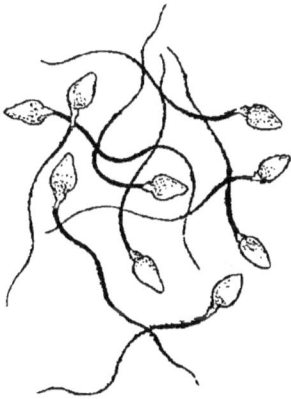

Fig. 37

Spermatozoïdes

Souvent même on ne rencontre que des débris, têtes ou queues.

Ici nous devons placer une petite observation :

Le chimiste ou le pharmacien, ne signaleront la présance des spermatozoïdes dans leur bulletin d'analyse qu'au tant que ce renseignement aura été demandé par le médecin, pour établir son diagnostic, toute autre façon d'agir pouvant parfois avoir des conséquences fâcheuses qu'on doit toujours éviter.

# EXAMEN BACTÉRIOLOGIQUE

## Recherche du Bacille tuberculeux.

La recherche du bacille tuberculeux ou bacille de Koch dans l'urine se fait de la manière suivante :

On laisse au repos pendant quelques heures l'échantillon d'urine afin de lui permettre de déposer, puis on décante avec précautions la partie claire en ne conservant que 5 à 6 centimètres cubes comprenant le dépôt que l'on verse dans un petit verre à expérience conique. On prélève à l'aide d'un tube effilé quelques gouttes de ce dépôt que l'on dépose sur une lamelle bien propre et on sèche à la flamme d'une lampe à alcool avec de très grandes précautions pour ne pas brûler la préparation, pour cela la lamelle tenue entre les mors d'une pince bruxelle est simplement passée à plusieurs reprises dans la flamme : comme la fixation des dépôts urinaires est souvent difficile à réaliser ainsi, on leur incorpore généralement avant ce fixage une ou deux gouttes d'albumine d'œuf préalablement dissoute dans de l'eau distillée, qui en se coagulant par la chaleur détermine une adhérence parfaite.

Lorsque la préparation est fixée on la colore par l'addition de deux ou trois gouttes de *fuchsine phéniquée de Ziehl* (Fuchsine rubine 1 grammé, Alcool absolu

10 grammes Eau phéniquée à 5 °/₀ 100 grammes) et on chauffe jusqu'à émission de vapeurs, température que l'on maintient pendant cinq minutes environ.

Au bout de ce temps la coloration peut être considérée comme achevée, on plonge alors la lamelle alternativement à plusieurs reprises dans une solution d'acide azotique au tiers, puis dans un vase contenant de l'eau distillée, jusqu'à ce que la décoloration de la préparation soit presque complète.

La lamelle est alors placée sur une lame comme toute préparation microscopique et examinée au microscope avec un objectif à immersion homogène 1/12 ou 1 15 et un oculaire ordinaire ou le compensateur 6.

Le bacille de Koch est un bâtonnet grêle de 4 à 6 millièmes de millimètre parfois granuleux qui apparaît alors fortement coloré en rouge et d'une façon très nette : mais il est toutefois bon de faire remarquer que le bacille du smegma que l'on rencontre aussi dans l'urine a une grande affinité pour les matières colorantes et qu'il prend également le Ziehl, par suite des erreurs graves peuvent se produire dans cette détermination si l'opérateur est peu exercé.

### Recherche du Gonocoque de Neisser.

Le *Gonocoque de Neisser* ou microbe de la *blennor-rhagie* se rencontre toujours dans l'urine des personnes atteintes de cet écoulement contagieux et fréquemment le pharmacien ou le chimiste sont appelés à le rechercher soit dans le pus, soit dans l'urine.

Pour rechercher le gonocoque dans l'urine, on la laisse reposer dans un verre conique à pied pendant quelques heures.

Au bout de ce temps, on décante la partie limpide et claire pour ne conserver qu'un ou deux centimètres cubes comprenant les dépôts urinaires, sels, débris organiques et organisés, on concentre à basse température, ou dans le vide si on le peut, dans un verre de montre.

Une partie de ce dépôt est alors prélevée avec un tube effilé, en prenant s'il est possible les filaments que l'on rencontre dans les urines blennorrhagiques, on en dépose quelques gouttes sur une lamelle bien propre et on fixe en séchant avec de très grandes précautions pour ne pas brûler la préparation ; pour cela la lamelle tenue entre les mors d'une pince Cornet est passée rapidement et à plusieurs reprises dans la flamme d'une lampe à alcool, quand la préparation est sèche on colore en la trempant pendant une ou deux minutes dans une solution diluée de violet de gentiane anilinée préparée, en ajoutant 10 centimètres cubes de solution alcoolique saturée de violet de gentiane à 90 centimètres cubes d'eau anilinée. La préparation est ensuite lavée à l'eau distillée, placée sur une lame et examinée au microscope à l'objectif à immersion. Telle est la méthode simple pour la recherche du gonocoque de Neisser, mais parfois on est obligé de passer par la méthode de Gramm, dans ce cas, les gonocoques ne se colorent pas, ne prennent pas le Gramm pour employer le terme usité, tandis que les autres microbes des muqueuses, staphylocoques, microcoques prennent le Gramm. On opère de la manière suivante :

La lamelle est très fortement colorée au violet de gentiane, comme il est dit plus haut, puis traité avec le liquide de Gramm qui se compose de : iode 1 gramme, iodure de potassium 2 grammes, eau distillée 300 grammes. Quand la préparation est complètement noire on fait agir l'alcool fort et l'essence de girofle qui décolorent les gonocoques.

Parfois aussi on emploie une solution qui donne, avec les divers éléments du pus, des colorations différentes, cette solution est la *thionine phéniquée alcoolique* de la formule suivante :

| | |
|---|---|
| Thionine.................. | 0 gr. 50 |
| Acide phénique............ | 3 gr. |
| Alcool.................... | 10 gr. |
| Eau...................... | 100 gr. |

La thionine phéniquée colore les cellules polynucléaires du pus ; les noyaux deviennent violet, le protoplasma bleu, et les microbes rouges.

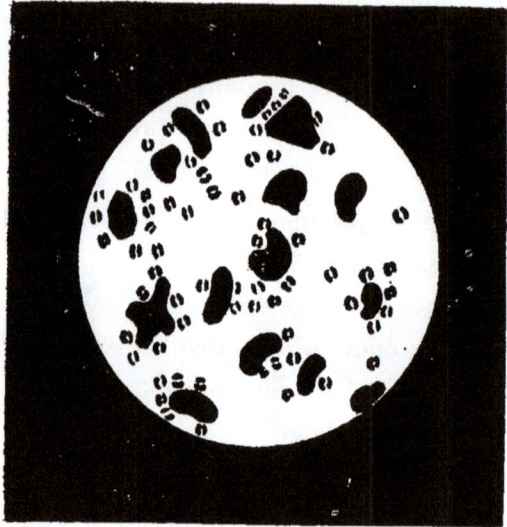

Fig. 38

Pus blennorrhagique vu au microscope

Gonocoques de Neisser

Le gonocoque de Neisser se présente au microscope sous forme de micrococcus légèrement ovales ayant la forme d'un haricot. ils sont presque toujours réunis deux à deux par leur partie aplatie ou plutôt très légèrement concave et en amas, mais rarement isolés.

La recherche du gonocoque dans le pus se fait identiquement de la même manière.

# RECHERCHE DES MÉDICAMENTS
## ET DES MÉTAUX

---

### Recherche des sels métalliques

Les sels métalliques proprement dits que l'on peut rencontrer dans les urines sont : les composés arsénicaux, les sels de plomb, de mercure et de fer, ils peuvent provenir, soit d'un traitement (sauf toutefois ceux de plomb) soit d'un empoisonnement (à l'exception des sels de fer dans ce dernier cas).

Pour la recherche des métaux dans l'urine on suit la marche classique d'analyse qualitative, que nous allons décrire :

*Recherche des composés arsénicaux..* — La recherche des composés arsénicaux se fait à l'appareil de Marsh, en opérant sur une certaine quantité d'urine évaporée à sec, en présence d'acide azotique et d'acide sulfurique, on calcine avec du bisulfate de potasse.

On reprend par de l'eau distillée à chaud et on fait passer dans la solution un courant d'hydrogène sulfuré jusqu'à saturation. Le précipité est recueilli sur un petit filtre sans plis et lavé. Le filtre enlevé de l'entonnoir est mis à digérer à une très douce chaleur dans du carbonate d'ammoniaque, cette solution, filtrée à nouveau, est éva-

porée à sec dans une petite capsule en porcelaine, le
résidu est oxydé par l'acide azotique. on chasse l'excès
d'acide azotique par ébullition avec de l'acide sulfurique
tant qu'il se dégage des vapeurs nitreuses.

Cette liqueur est alors introduite dans l'appareil classique de Marsh, fonctionnant avec du zinc et de l'acide
sulfurique purs et préalablement essayé à blanc.

Les anneaux obtenus en chauffant le tube à dégagement
au moyen d'une lampe à alcool pour décomposer l'hydrogène arsénié qui est un gaz peu stable. où les taches
produites sur une soucoupe de porcelaine par l'écrase-
ment de la flamme du courant gazeux enflammé à sa sortie.
sont caractérisées.

Les taches arsénicales se dissolvent dans l'hypochlorite
de soude. tandis que l'antimoine n'est pas altéré: de plus.
en traitant ces taches par l'acide azotique et évaporant à
sec reprenant par quelques gouttes d'ammoniaque dont
on chasse l'excès par la chaleur avec précautions. on
obtient un résidu salin sur lequel on essaie toutes les
réactions des composés arsénicaux, notamment la réaction
caractéristique des sels d'argent. pour cela le résidu est
repris par quelques gouttes d'eau distillée et touché avec
un agitateur trempé dans une solution d'azotate d'argent;
en présence d'arsenic, il se produit immédiatement un
précipité rouge brique d'arséniate d'argent, tandis que
l'antimoine avec lequel il pourrait y avoir confusion, car
il forme aussi avec l'hydrogène naissant un composé
gazeux peu stable. donnant également des taches et

anneaux, tandis que l'antimoine, dis-je, précipite dans ces conditions les sels d'argent en gris.

*Recherche et dosage du cuivre.* — Le cuivre, dans les cas d'empoisonnements, passe dans l'urine.

Pour caractériser et doser ce métal dans l'urine, on peut suivre la marche ordinaire classique d'analyse ; on évapore à siccité 500 centimètres cubes environ d'urine, on calcine légèrement pour détruire les matières organiques, le résidu est repris par l'acide chlorhydrique à chaud, et on filtre, le filtre étant bien lavé à l'eau distillée on précipite le cuivre dans la liqueur par un courant d'hydrogène sulfuré, ou le sulfhydrate d'ammoniaque. On jette le sulfure de cuivre ainsi obtenu sur un petit filtre Berzélius sans plis, on lave bien le vase où s'est effectuée la précipitation et le filtre avec de l'eau chargée d'hydrogène sulfuré, quand le lavage est achevé on dessèche le filtre et on le calcine au contact de l'air dans une capsule de platine ou de porcelaine tarée, on obtient ainsi le cuivre à l'état d'oxyde que l'on pèse. Le poids d'oxyde obtenu multiplié par 0.7987 donne la quantité correspondante de cuivre à l'état métallique que l'on rapporte au litre.

On peut encore employer le procédé à l'électrolyse, procédé élégant dû à M. Riche. Le produit de la calcination est repris à chaud par l'acide chlorhydrique, on étend d'eau et on filtre. La liqueur filtrée est soumise à l'électrolyse en employant des électrodes de platine, et un faible courant, au bout de dix à douze heures le cuivre est entièrement précipité à l'état métallique sur l'électrode néga-

tive. Si on a eu le soin de prendre exactement le poids de
cette électrode avant l'expérience, on n'a plus qu'à laver,
sécher à douce chaleur et peser sur une balance très
sensible. On peut se dispenser d'un courant électrique en
employant la méthode en usage à l'Hôtel des Monnaies de
Paris pour doser le cuivre dans les alliages. La solution
cuprique légèrement acide est versée dans un verre à
expérience, on y plonge une lame de fer bien décapée et
on l'y laisse séjourner quelque temps, le cuivre se dépose,
quand on juge l'opération terminée, ce qu'on reconnaît à ce qu'une nouvelle lame de fer bien propre ne se
colore plus en rouge, on racle le cuivre précipité, on le
recueille sur un filtre taré, on le lave bien à l'alcool, on
sèche rapidement à l'étuve et on pèse.

*Recherche et dosage du mercure.* — La recherche et
le dosage du mercure dans une urine est une opération
toujours délicate. On évapore à sec au bain-marie au
moins quatre à cinq cents centimètres cubes d'urine, le
résidu est repris par de l'acide sulfurique étendu, on
chauffe et on projette avec précautions du chlorate de
potasse en poudre, la liqueur est portée à l'ébullition que
l'on maintient jusqu'à disparition des composés chlorés.
On laisse ensuite refroidir, on filtre et on soumet à l'électrolyse, en se servant d'un faible courant fourni par un
élément ou deux de Bunsen, d'une électrode négative
formée par une lame mince en or pur et tarée et d'une
électrode positive en platine.

Le mercure se dépose lentement, au bout de vingt-quatre

heures cependant, l'opération peut être considérée comme terminée, on lave la lame d'or, on la sèche à basse température et on la pèse. L'augmentation de poids donne le mercure métallique des composés hydrargyriques contenus dans la prise d'essai.

Ce procédé, peut-être un peu long, est cependant d'une application facile et donne des résultats de la plus rigoureuse exactitude, car il permet de déceler des traces de mercure qui passeraient inaperçues ou tout au moins ne seraient pas dosables par les procédés ordinaires de précipitation.

*Recherche du fer*. — On évapore à sec l'urine en présence de quelques gouttes d'acide azotique et on calcine, le résidu est repris par l'acide chlorhydrique pur à chaud, on étend d'eau et on filtre. Si l'urine renferme des sels de fer, la solution donnera les réactions de ce métal : par le ferrocyanure de potassium on obtiendra un précipité de bleu de Prusse, par le sulfocyanure de potassium une coloration rouge sang et par le sulfhydrate d'ammoniaque un précipité noir de sulfure de fer.

Pour doser le fer, le produit de la calcination du résidu obtenu en évaporant un volume déterminé d'urine est repris par l'acide chlorhydrique à chaud, on étend d'eau et on filtre, la liqueur filtrée est additionnée d'un excès d'ammoniaque, le fer se précipite à l'état de peroxyde de fer en flocons ocracés, on filtre sur un Berzélius, on lave le précipité à l'eau distillée, puis on sèche, on calcine et on pèse le peroxyde de fer obtenu que l'on rapporte au litre.

L'élimination journalière du fer dans les urines d'individus en bonne santé oscille. d'après A. Jolles. entre 4 millig. 6 et 9 millig. 6 : la moyenne est de 7 milligr. 1.

*Recherche de la lithine.* — Les sels de lithine fréquemment employés dans les affections goutteuses passent dans les urines à l'état d'urate de lithine qui est le seul urate facilement soluble.

Pour rechercher la lithine, on évapore à sec une certaine quantité d'urine et on calcine légèrement pour détruire la matière organique, le résidu charbonneux est traité par de l'acide chlorhydrique pur étendu, on filtre et on évapore à sec la solution dans une petite capsule de porcelaine ou de platine, les sels obtenus sont traités par de l'alcool absolu qui dissout le chlorure de lithium formé, on filtre à nouveau et on enflamme l'alcool recueilli dans une capsule de platine en opérant à l'obscurité : s'il y a du lithium, la flamme prend une magnifique coloration rouge sang, qui ne se manifeste que sur les bords et à la fin de combustion lorsqu'il n'y en a que de faibles quantités.

*Recherche des iodures.* — M. le Dr Bourget a proposé un papier réactif pour la recherche de l'iode dans les urines qui est appelé à rendre de grands services aux cliniciens et aux chimistes en leur évitant des travaux longs et délicats. Le papier dont M. Bourget se sert s'obtient en plongeant du papier à filtrer dans une solution d'amidon à 5 %, on le sèche et on trace ensuite à sa surface des carrés de cinq centimètres de côté. Au centre

. de chacun de ces carrés on verse deux ou trois gouttes d'une solution de persulfate d'ammoniaque à 5 °/₀ et on fait sécher de nouveau à l'abri d'une lumière trop vive.

Ce papier se colore en bleu au contact des urines renfermant des traces d'iodures.

Comme ce papier perd sa sensibilité assez rapidement, on prépare seulement d'avance le papier amidonné et on verse la solution de persulfate sur ce papier après qu'on y a déposé l'urine à examiner.

*(Annales de chimie analytique*, 15 nov. 1898.)

*Recherche des bromures.* — La recherche des bromures dans l'urine se fait de la manière suivante : on évapore à siccité un certain volume d'urine, deux cents centimètres cubes environ, on ajoute un peu de potasse caustique et on calcine.

Le produit de la calcination est repris par l'eau et neutralisé par de l'acide azotique, la solution versée dans un tube à essai est additionnée d'acide azotique nitreux et de deux centimètres cubes environ de chloroforme, on agite avec ménagement en renversant cinq ou six fois le tube afin d'éviter l'émulsion, le chloroforme s'empare du brome et se teinte en orangé.

M. A. Jolles a indiqué dans ces derniers temps un procédé très sensible pour la recherche du brome dans l'urine (1) basé sur l'action du brome sur la paradiméthyl-

(1) *Annales de chimie analytique*, 1898, et *Giornale di farmacia de Trieste*, 1898.

phénylène-diamine. On pipette dix centimètres cubes
d'urine que l'on verse dans un ballon à col étroit, on
ajoute quelques gouttes d'acide sulfurique, un léger excès
de permanganate de potasse, on place dans le col du
ballon une bandelette de papier à réactif spécial dont
nous donnons plus loin la préparation et on chauffe au
bain-marie. Le brome produit sur le papier un anneau
violet devenant bleu verdâtre sur les bords puis brun.
D'après cet auteur, on peut ainsi déceler 1 milligramme de
bromure de sodium ou huit dixièmes de milligramme de
brome dans 100 centimètres cubes d'urine.

Le papier réactif de A. Jolles se prépare en trempant
du papier non collé ou papier à filtrer ordinaire dans une
solution de 0 gr. 30 de chlorhydrate de paradiméthylphé-
nylène-diamine dans 500 centimètres cubes d'eau et faisant
sécher.

*Recherche et dosage de l'antipyrine.* — L'antipyrine
s'ordonne à doses relativement massives ce qui permet de
le retrouver avec sûreté dans l'urine, car ce composé en
traversant l'économie est modifié et passe dans les urines
en partie à l'état de dérivé sulfoné et en partie inaltéré. Si
l'urine contient en même temps du glucose, le dosage du
sucre sera trop élevé, car l'antipyrine agit sur la liqueur
de Fehling et sur la lumière polarisée : Mercier signale
des urines renfermant de l'antipyrine et accusant au polarimètre une déviation de deux degrés.

Pour déceler l'antipyrine, on ajoute à l'urine une solution de perchlorure de fer goutte à goutte tant qu'il se

forme un précipité, puis on filtre, si la liqueur qui passe est colorée en rouge, on peut conclure à la présence d'antipyrine.

Quand les urines contiennent de l'antipyrine et du sucre, Mercier recommande de déterminer ce dernier au saccharimètre en augmentant d'un degré la déviation droite pour tenir compte de la déviation gauche moyenne due à l'antipyrine où à ses dérivés (1).

L'antipyrine possède aussi des réactions communes avec l'albumine, pour les différencier, on s'appuie sur les solubilités des précipités obtenus par la chaleur, celui d'albumine est fixe, tandis que celui dû à l'antipyrine disparait.

L'antipyrine n'est pas précipité, contrairement à l'albumine, ni par l'acide azotique, ni par le ferro-cyanure de potassium acétique : quant aux autres précipitations obtenues avec les réactifs ordinaires de l'albumine, elles disparaissent par la chaleur ou par addition d'alcool Mercier .

L'ensemble de ces réactions permet donc de conclure avec certitude.

Mercier prétend aussi que la coloration que donne l'antipyrine avec les sels de fer peut être confondue avec celle due aux salicylates, et qu'on doit toujours vérifier les résultats obtenus par plusieurs réactions. Quant à nous.

(1) MERCIER. *Guide pratique pour l'analyse des urines*, p. 177. Paris. 1898.

12

nous ne croyons pas cette confusion possible, car la coloration due dans ce cas à l'antipyrine, est franchement
rouge-sang, tandis que celle des salicylates est violette,
avec pointe de bleu nettement caractérisée (G. Dommergue).

On peut doser l'antipyrine dans une urine par colori-
métrie avec le perchlorure de fer, en opérant par comparaison avec une solution type de titre connu d'antipyrine
et en tenant compte des dilutions des liqueurs (G. Dommergue).

*Recherche de la saccharine.* — La saccharine introduite
depuis quelques années dans l'alimentation des diabétiques
pour remplacer le sucre n'est pas absorbée par l'organisme, et ne constitue pas un aliment, elle est éliminée par
les urines où on peut la retrouver et la caractériser.

L'urine est acidulée légèrement, puis agitée dans une
boule à décanter avec de l'éther de pétrole. On décante
l'urine, on lave le dissolvant avec de l'eau distillée puis on
évapore à sec dans une capsule en argent à basse température ; le résidu est additionné de potasse caustique et
fondu avec précaution pour ne pas détruire le sel formé.
Dans ces conditions, la saccharine se transforme en salicy-
late alcalin avec dégagement d'ammoniaque. On laisse
ensuite refroidir la capsule, on reprend par l'eau distillée,
on ajoute de l'acide chlorhydrique de façon à avoir une
liqueur très légèrement acide et on caractérise l'acide
salicylique formé comme nous l'avons décrit, c'est-à-dire
en agitant la liqueur avec de l'éther, abandonnant la solu-

tion éthérée à l'évaporation spontanée à l'air libre sur
une soucoupe de porcelaine, et touchant le résidu avec une
baguette de verre trempée dans du perchlorure de fer très
étendu, de couleur jaune paille, il se développe instantane-
ment une magnifique coloration violette.

*Recherche de l'acide salicylique et des salicylates.* —
Le procédé de recherche de l'acide salicylique et des salicylates dans l'urine est très simple et d'une très grande
précision, puisqu'il permet de déceler des traces de ce
corps; c'est du reste le procédé journellement employé
dans les laboratoires ou se fait le contrôle des matières
alimentaires.

Cinquante ou cent centimètres cubes d'urine sont très
légèrement acidulés par deux ou trois gouttes d'acide
chlorhydrique, on traite par l'éther dans une boule à
décanter, en retournant cinq ou six fois l'appareil douce-
cement afin d'éviter l'émulsion, on décante l'urine épuisée,
on lave deux ou trois fois l'éther à l'eau distillée, puis on
le verse sur une soucoupe en porcelaine et on l'abandonne
à l'évaporation spontanée à l'air libre. Le résidu est
touché avec une baguette de verre trempée dans une solution de perchlorure de fer très étendue de couleur jaune
paille, s'il y a de l'acide salicylique, il se forme de suite
une magnifique coloration violette intense due au salicy-
late de fer produit. Cette réaction est d'une très grande
sensibilité et accuse des traces d'acide salicylique.

*Recherche de la diurétine.* — La diurétine est la théo-
bromine-salicylate de soude; sa recherche dans les

urines est basée sur la réaction de Schwarzenbach: production d'une coloration rouge par l'ammoniaque en présence d'eau de chlore ; mais comme l'acide urique donne la même réaction on ne peut pas opérer directement sur l'extrait sec de l'urine, il convient donc au préalable de s'en débarrasser. Hoffmann, conseille de traiter l'urine par un léger excès d'eau de baryte, on filtre et la liqueur est épuisée par le chloroforme dans une boule à décanter ; l'émulsion chloroformique est évaporée à siccité. le résidu repris par du chloroforme bouillant que l'on évapore à nouveau. on épuise encore une fois. on évapore le dissolvant. et on peut faire alors la réaction. à l'ammoniaque en présence d'eau de chlore, citée plus haut. (*Arch. für. exp. path. u. Pharmacol.*, t. XXVIII, p. 1.)

*Recherche du chloral.* — Le chloral s'élimine par les urines à l'état d'acide urochloralique. Pour le déceler. V. Kulisch (1). recommande le procédé suivant : on concentre à petit volume l'urine de vingt-quatre heures, on laisse refroidir et on acidule avec de l'acide sulfurique dilué, la liqueur est épuisée à trois reprises par 100 cent-cubes d'un mélange de deux parties d'éther et une partie d'alcool. La solution éthéro-alcoolique est évaporée. le résidu traité par 100 cent. cubes d'acide chlorhydrique de 1,06 de densité ou d'acide sulfurique de 1.10 de densité et on soumet à la distillation.

(1) *Journal de pharmacie et de chimie.*

Quand les trois quarts du liquide sont distillés. on agite et on essai au papier d'acétate d'aniline. essai identique à la recherche du furfurol : l'acide urochloralique donne au papier une coloration rouge très franche. Si la coloration n'est pas absolument nette ou simplement rosée. le chimiste ne devra pas conclure. car les traces de pentoses ou de pentosanes qui se trouvent normalement dans l'urine peuvent légèrement influencer le papier d'acétate d'aniline.

*Recherche du tannin.* — Le tannin subit une modification dans l'organisme et se retrouve dans l'urine à l'état d'acide gallique. Sa recherche n'est pas très facile quand il n'existe qu'à l'état de traces ou en petites quantités : on le caractérise par la réaction bien connue des sels de fer sur l'acide gallique : l'urine est simplement additionnée de perchlorure de fer étendu tant qu'il se forme un précipité. ce précipité. dû aux phosphates. sera coloré en bleu s'il y a du tannin.

*Recherche de la santonine.* — Pour la recherche de la santonine dans l'urine. M. Daclin emploie le procédé suivant 1. Dix centim. cubes d'urine sont agités avec cinq centim. cubes de chloroforme. Après repos et décantation. la solution chloroformée est répartie entre deux capsules et soumise à l'évaporation. A l'un des

(1) *Union pharmaceutique.* 1897. p. 198.

deux résidus, l'on ajoute deux gouttes d'acide sulfurique pur et l'on chauffe légèrement. S'il y a présence de santonine, il se produit aussitôt une coloration violette.

La deuxième capsule *encore tiède* reçoit une ou deux gouttes d'une solution alcoolique de potasse : il se développe de suite une belle coloration rose.

La rhubarbe, dans les mêmes conditions *ne donne aucune de ces colorations.*

# CONCLUSIONS

Dans la plupart des analyses, principalement les analyses médicales ou celles se rapportant aux substances alimentaires, qui en réalité ne sont qu'une branche de la Chimie médicale, le chimiste est toujours dans l'obligation de conclure.

Dans une analyse d'urines, peu importe en effet au médecin de posséder une série de chiffres indiquant la proportion des divers éléments analytiques, ce qu'il désire avant tout, c'est de savoir si l'élimination des résidus de la vie est normale, ou bien s'il y a des éléments anormaux, leur quantité et leur origine probable.

En possession de ces données qui viendront éclairer le diagnostic préliminaire qu'il a porté, le médecin pourra en toute sûreté instituer et diriger un traitement approprié.

Nous donnons ci-après des modèles d'analyses types, d'urines normales et pathologiques, ces analyses relevées sur notre registre de Laboratoire résument tous les cas qui peuvent se rencontrer dans la pratique courante, on verra aussi que l'examen microscopique est indispensable pour tirer dans la plupart des cas une conclusion, et que cet examen vient toujours corroborer les résultats fournis par l'analyse chimique.

Pour conclure. il faut toujours se baser sur l'élimination des divers éléments en vingt-quatre heures : la composition par litre peut donner de bons renseignements sur les éléments anormaux à titre qualitatif. mais n'a qu'une valeur relative peu importante pour établir la gravité de l'affection et instituer un traitement. On comprendra en effet qu'une urine peut être peu chargée et cependant être normale s'il y a polyurie et réciproquement.

Tableau indiquant et résumant les principales recherches à effectuer dans une analyse d'urine (F. BAUCHER).

Nota. — D'après les Bulletins d'analyse d'urine en usage dans les Hôpitaux de Paris, les caractères et composition d'une urine émise par une personne adulte de poids moyen en état de santé sont les suivants :

| | | |
|---|---|---|
| I. — Caractères généraux ... | Volume en 24 heures : 1000 à 1500 cc. — Aspect : limpide. — Couleur : jaune ambré. — Odeur : sui generis. — Dépôt : nul en général. — Réaction : franchement acide. — Densité : 1016 à 1022. | |

# BULLETIN D'ANALYSE D'URINE

*Urine remise le.............par M...............*

1. *Volume émis en 24 heures :* . . . . . . .
2. *Volume reçu :* . . . . . . . . . . . . . .
3. *Caractères généraux :* . . . . . . . . . .

. . . . . . . . . . . . . . . . . . . . . . .

. . . . . . . . . . . . . . . . . . . . . . .

. . . . . . . . . . . . . . . . . . . . . . .

4. *Réaction :* . . . . . . . . . . . . . . . .
5. *Densité :* . . . . . . . . . . . . . . . . .
6. *Action de la chaleur seule :* . . . . . . .

. . . . . . . . . . . . . . . . . . . . . . .

7. *Indications du réactif Tanret :* . . . .

. . . . . . . . . . . . . . . . . . . . . . .

| | Par litre en gr. | Par 24 h. en gr. | URINE NORMALE | |
|---|---|---|---|---|
| | | | PAR LITRE | PAR 24 HEURES |
| 8. *Albumine :* . . . . | . . . . . . | . . . . . . | | |
| 9. *Glucose :* . . . . . . . | . . . . . . | . . . . . . | gr. | gr. |
| 10. *Urée :* . . . . . . . . | . . . . . . | . . . . . . | 13 à 24 | 25 à 38 |
| 11. *Acide urique :* . . . | . . . . . . | . . . . . . | 0,30 à 0,40 | 0,50 à 0,70 |
| 12. *Acide phosphorique total (en Ph0⁵) :* . . . . . | . . . . . . | . . . . . . | 1,60 à 2,00 | 2,50 à 3,50 |
| 13. *Chlorures (en Na Cl) ;* . . . . . . | . . . . . . | . . . . . . | 6 à 8 | 10 à 12 |

14. *Bile et Pigments biliaires :* . . . . . . .

. . . . . . . . . . . . . . . . . . . . . . .

15. *Recherches spéciales :* . . . . . . . . . . .

. . . . . . . . . . . . . . . . . . . . . . .

16. *Examen microscopique* . . . . . . . . . .

. . . . . . . . . . . . . . . . . . . . . . .

. . . . . . . . . . . . . . . . . . . . . . .

. . . . . . . . . . . . . . . . . . . . . . .

17. *Conclusions :* . . . . . . . . . . . . . . . .

. . . . . . . . . . . . . . . . . . . . . . .

. . . . . . . . . . . . . . . . . . . . . . .

Le Directeur du Laboratoire :

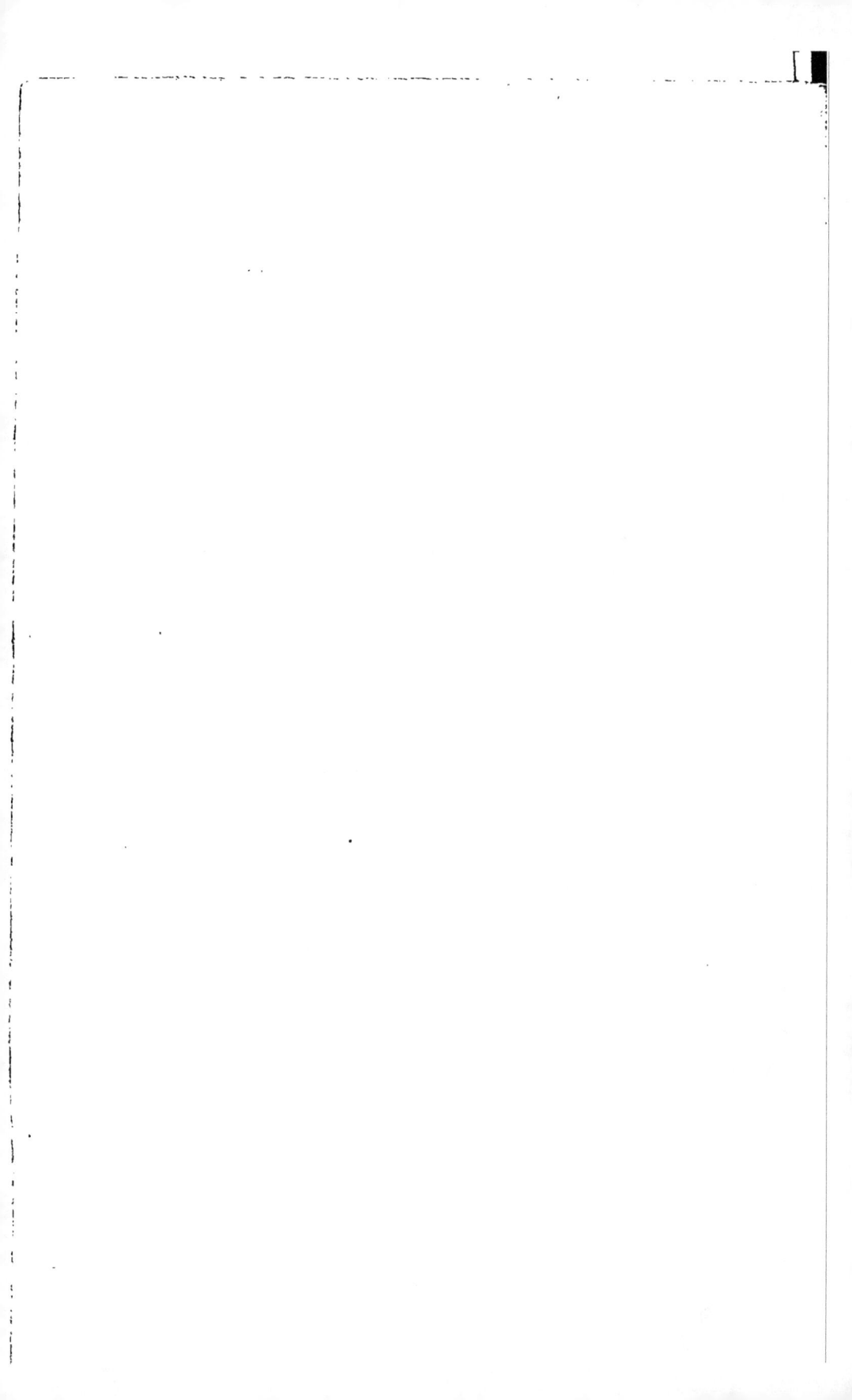

# BULLETIN D'ANALYSE D'URINE

---

*Paris, le* .............

*Numéro d'entrée :* ...........

*Pour M* ...........................

*Ordonnance du D*<sup>r</sup> ...........................

*N*° ...........................

Déviation polarimétrique ...........................

# EXAMEN MICROSCOPIQUE

---

Mucus : ...........................

Pus : ...........................

Sang : ...........................

Epithélium : ...........................

Cylindres : ...........................

Sperme : ...........................

Microbes : ...........................

Constituants accidentels : ...........................

Matières min. et org. : ...........................

| ÉLÉMENTS | | URINE NORMALE |
|---|---|---|

| | | URINE NORMALE |
|---|---|---|
| **Caractères Généraux** | Volume en 24 heures............ | Homme : 13 à 1.400 cent. cub<br>Femme : 11 à 1.200 cent. cub |
| | Couleur ...................... | Jaune citrin ............ |
| | Aspect....................... | Transparent......... .. |
| | Dépôt........................ | Nul ou floconneux peu abonda |
| | Odeur ....................... | Sui generis............ |
| | Consistance ................. | Fluide ............... |
| | Réaction..................... | Franchement acide ...... |
| | Densité ..................... | 1.018 à 1.020 ......... |

| | PAR LITRE | | PAR 24 HEURE | |
|---|---|---|---|---|
| | gr. | gr. | gr. | gr. |
| ACIDITÉ EN ANHYDRIDE PHOSPHORIQUE | | | | |
| ÉLÉMENTS ORGANIQUES........... | 26 | » à 27 » | 36 | » à 38 |
| CENDRES ..................... | 8.5 | à 10 » | 12 | » à 14 |
| TOTAL DES MATIÈRES DISSOUTES.... | 34 | » à 37 » | 48 | » à 52 |
| URÉE { HOMME.................. | 18 | » à 24 » | 25 | » à 38 |
| { FEMME.................. | 16 | » à 20 » | 20 | » à 32 |
| ACIDE URIQUE................. | 0.30 à 0.40 | | 0.50 à 0.7 | |
| ACIDE PHOSPHORIQUE .......... | 1.66 | » » | 2.50 à » | |
| CHLORURE DE SODIUM........... | 6.6 à 8 | » | 10 | » à 12 |
| CHAUX ....................... | 0.20 à 0.30 | | 0.35 à 0.4 | |
| MAGNÉSIE .................... | 0.10 à 0.13 | | 0.15 à 0.2 | |

**Éléments normaux** (label at left spanning the above rows)

**Éléments anorm.** (label at left spanning the below rows)

MUCINE.......................

ALBUMINE.....................

GLUCOSE......................

PIGMENTS BILIAIRES[1]..............

ACIDE OXALIQUE...............

## CONCLUSION ............

. . . . . . . . . . . . . . . . . . . . . . .

. . . . . . . . . . . . . . . . . . . . . . .

. . . . . . . . . . . . . . . . . . . . . . .

# URINE EXAMINÉE

. . . . . . . . . . . . . . . . . . . . . . . . . . . . . . . . . . . . . . . . . .
. . . . . . . . . . . . . . . . . . . . . . . . . . . . . . . . . . . . . . . . . .
. . . . . . . . . . . . . . . . . . . . . . . . . . . . . . . . . . . . . . . . . .
. . . . . . . . . . . . . . . . . . . . . . . . . . . . . . . . . . . . . . . . . .
. . . . . . . . . . . . . . . . . . . . . . . . . . . . . . . . . . . . . . . . . .
. . . . . . . . . . . . . . . . . . . . . . . . . . . . . . . . . . . . . . . . . .
. . . . . . . . . . . . . . . . . . . . . . . . . . . . . . . . . . . . . . . . . .
. . . . . . . . . . . . . . . . . . . . . . . . . . . . . . . . . . . . . . . . . .
. . . . . . . . . . . . . . . . . . . . . . . . . . . . . . . . . . . . . . . . . .

| PAR LITRE | PAR 24 HEURES |
|---|---|
| . . . . . . . . . . . . . . . . . . . . . | . . . . . . . . . . . . . . . . . . . . . |
| . . . . . . . . . . . . . . . . . . . . . | . . . . . . . . . . . . . . . . . . . . . |
| . . . . . . . . . . . . . . . . . . . . . | . . . . . . . . . . . . . . . . . . . . . |
| . . . . . . . . . . . . . . . . . . . . . | . . . . . . . . . . . . . . . . . . . . . |
| . . . . . . . . . . . . . . . . . . . . . | . . . . . . . . . . . . . . . . . . . . . |
| . . . . . . . . . . . . . . . . . . . . . | . . . . . . . . . . . . . . . . . . . . . |
| . . . . . . . . . . . . . . . . . . . . . | . . . . . . . . . . . . . . . . . . . . . |
| . . . . . . . . . . . . . . . . . . . . . | . . . . . . . . . . . . . . . . . . . . . |
| . . . . . . . . . . . . . . . . . . . . . | . . . . . . . . . . . . . . . . . . . . . |
| . . . . . . . . . . . . . . . . . . . . . | . . . . . . . . . . . . . . . . . . . . . |
| . . . . . . . . . . . . . . . . . . . . . | . . . . . . . . . . . . . . . . . . . . . |
| . . . . . . . . . . . . . . . . . . . . . | . . . . . . . . . . . . . . . . . . . . . |
| . . . . . . . . . . . . . . . . . . . . . | . . . . . . . . . . . . . . . . . . . . . |
| . . . . . . . . . . . . . . . . . . . . . | |
| . . . . . . . . . . . . . . . . . . . . . | |
| . . . . . . . . . . . . . . . . . . . . . | |

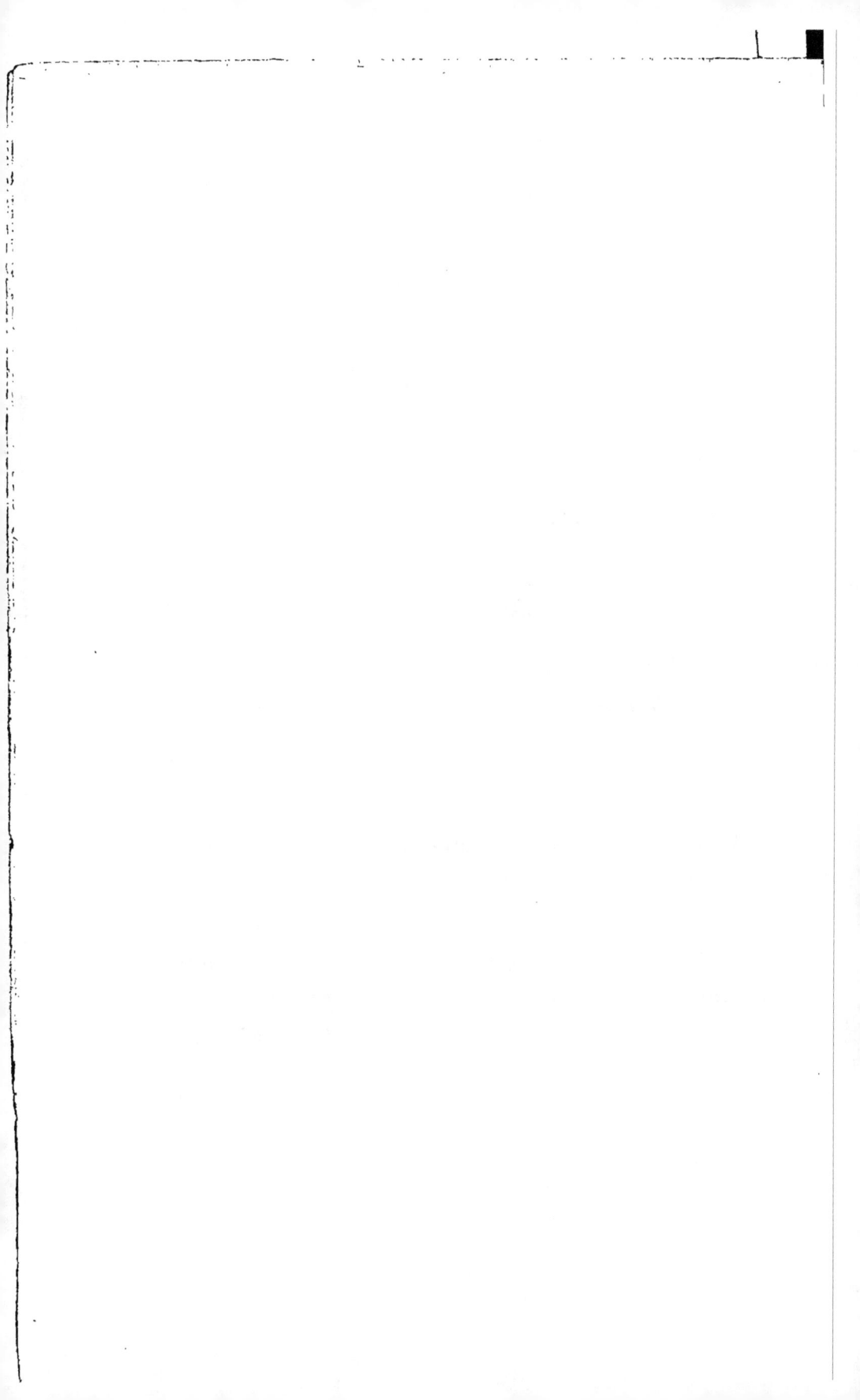

# BULLETIN D'ANALYSE D'URINE

*Analyse d'urine n°* ................

*demandée par M*ʳ *le Docteur* ...................

*pour M* .......˙........................

*Paris, le* ...................*19*..

*Pour tirer de l'analyse d'une urine une conclusion rationnelle, l'échantillon sur lequel portera l'analyse devra être prélevé sur l'émission totale des 24 heures. On devra donc :*

1° — Recueillir l'urine de 24 heures consécutives et en noter le volume ;

2° — Mélanger uniformément l'urine des différentes émissions ;

3° — Prélever sur ce mélange un échantillon d'un demi-litre environ et remettre cet échantillon au laboratoire, avec l'indication du volume de l'émission totale des 24 heures.

# ÉLÉMENTS PATHOLOGIQUES

|  | PROCÉDÉS ANALYTIQUES | CARACTÈRES DE L'URINE ANALYSÉE |
|---|---|---|
| **Albumine** | *Recherche :* par coagulation sous l'influence de la chaleur; par l'acide azotique; par l'acide acétique cristallisable; par l'iodure de mercure et de potassium. | *L'urine analysée* . . . . .<br>. . . . . . . . . . . . . . . . . . .<br>. . . . . . . . . . . . . . . . . . . |
|  | *Dosage :* par coagulation et pesée. | |
| **Glucose** | *Recherche :* par la liqueur de Fehling; par le réactif d'Almen; par la potasse caustique, après défécation lorsque l'urine présente des caractères particuliers. | *L'urine analysée*<br>. . . . . . . . . . . . . . . . . . .<br>. . . . . . . . . . . . . . . . . . . |
|  | *Dosage :* par le saccharimètre à lumière monochromatique. | |
| **Bile** | *Recherche :* 1° des pigments biliaires par le réactif de Gmelin;<br>2° des acides biliaires par le réactif de Pettenkoffer. | *L'urine analysée*<br>. . . . . . . . . . . . . . . . . . .<br>. . . . . . . . . . . . . . . . . . . |

# ÉLÉMENTS PHYSIOLOGIQUES

| | |
|---|---|
| **Chlore et Chlorures** : Dosage par précipitation à l'état de chlorure d'argent et évaluation en chlore total et en chlorure de sodium. | *L'urine analysée renferme :*<br>Chlore   par litre<br>        par 24 h.<br>Chlorure par litre<br>de<br>sodium   par 24 h. |

**Phosphates.** Dosage à l'aide d'une solution titrée d'acétate d'urane avec le ferrocyanure de potassium comme indicateur du terme de la réaction. Le résultat est évalué en acide phosphorique anhydre.

*L'urine analysée renferme :*

Acide phospho-rique anhydre
par litre :
par 24 h. :

**Urée** Dosage par décomposition à l'aide d'une solution d'hypobromite de soude.

*L'urine analysée renferme :*

Urée
par litre :
par 24 h. :

**Acide urique :** Dosage par extraction et pesée.

*L'urine analysée renferme :*

Acide urique
par litre :
par 24 h. :

# EXAMEN MICROSCOPIQUE

. . . . . . . . . . . . . . . . . . . . . . . . . . . . . . . . . . . . . . . . . . . . . .
. . . . . . . . . . . . . . . . . . . . . . . . . . . . . . . . . . . . . . . . . . . . . .
. . . . . . . . . . . . . . . . . . . . . . . . . . . . . . . . . . . . . . . . . . . . . .
. . . . . . . . . . . . . . . . . . . . . . . . . . . . . . . . . . . . . . . . . . . . . .
. . . . . . . . . . . . . . . . . . . . . . . . . . . . . . . . . . . . . . . . . . . . . .
. . . . . . . . . . . . . . . . . . . . . . . . . . . . . . . . . . . . . . . . . . . . . .
. . . . . . . . . . . . . . . . . . . . . . . . . . . . . . . . . . . . . . . . . . . . . .
. . . . . . . . . . . . . . . . . . . . . . . . . . . . . . . . . . . . . . . . . . . . . .
. . . . . . . . . . . . . . . . . . . . . . . . . . . . . . . . . . . . . . . . . . . . . .
. . . . . . . . . . . . . . . . . . . . . . . . . . . . . . . . . . . . . . . . . . . . . .
. . . . . . . . . . . . . . . . . . . . . . . . . . . . . . . . . . . . . . . . . . . . . .
. . . . . . . . . . . . . . . . . . . . . . . . . . . . . . . . . . . . . . . . . . . . . .

NOTA. — La différenciation des albumines, la caractérisation des médicaments éliminés, les recherches spéciales (ptomaïnes, peptones, acétone, bactéries, etc.) ne sont effectuées que sur demande expresse du médecin.

# TABLEAU COMPARATIF *entre la composition de l'urine normale et celle de l'urine analysée*

| CARACTÈRES GÉNÉRAUX | Éléments de l'urine normale | Éléments de l'urine analysée |
|---|---|---|
| Volume en 24 heures... | 1.300 à 1.400 cc. | ............. |
| Couleur ............. | Jaune citrin | ............. |
| Aspect ............. | Transparent | ............. |
| Dépôt ............. | Nul ou presque nul | ............. |
| Consistance ......... | Fluide | ............. |
| Odeur ............. | Sui generis | ............. |
| Réaction ............. | Franchement acide | ............. |
| Densité ............. | De 1.018 à 1.020 | ............. |

| ÉLÉMENTS NORMAUX | Par litre | En 24 heures | Par litre | En 24 heures |
|---|---|---|---|---|
| Urée ............. | De 15 gr. à 25 gr. | De 20 gr. à 35 gr. | ......... | |
| Acide urique ......... | De 0 gr. 30 à 0 gr. 40 | De 0 gr. 50 à 0 gr. 60 | ......... | |
| Chlore ............. | De 4 gr. à 5 gr. | De 6 gr. à 8 gr. | ......... | |
| Chlorure de sodium.... | De 6 gr. 6 à 8 gr. | De 10 gr. à 12 gr. | ......... | |
| Acide phosphorique.... | De 1 gr. 50 à 2 gr. | De 2 gr. 50 à 3 gr. 50 | ......... | |

| ÉLÉMENTS ANORMAUX | | | | |
|---|---|---|---|---|
| Albumine ............. | Néant | Néant | ......... | ......... |
| Glucose ............. | Id. | Id. | ......... | ......... |
| Pigments biliaires ..... | Id. | Id. | ......... | ......... |
| Ac. biliaires ......... | Id. | Id. | ......... | ......... |

EXAMEN MICROSCOPIQUE : ...........................
..................................................
CONCLUSION : ....................................
..................................................
..................................................

Par litre

Par 24 heures

NOTA. — A l'examen de ce graphique on voit qu'il n'y a que les deux derniers chiffres variables de la densité d'indiqués, et que le volume émis est exprimé en centaine de centimètres cubes.

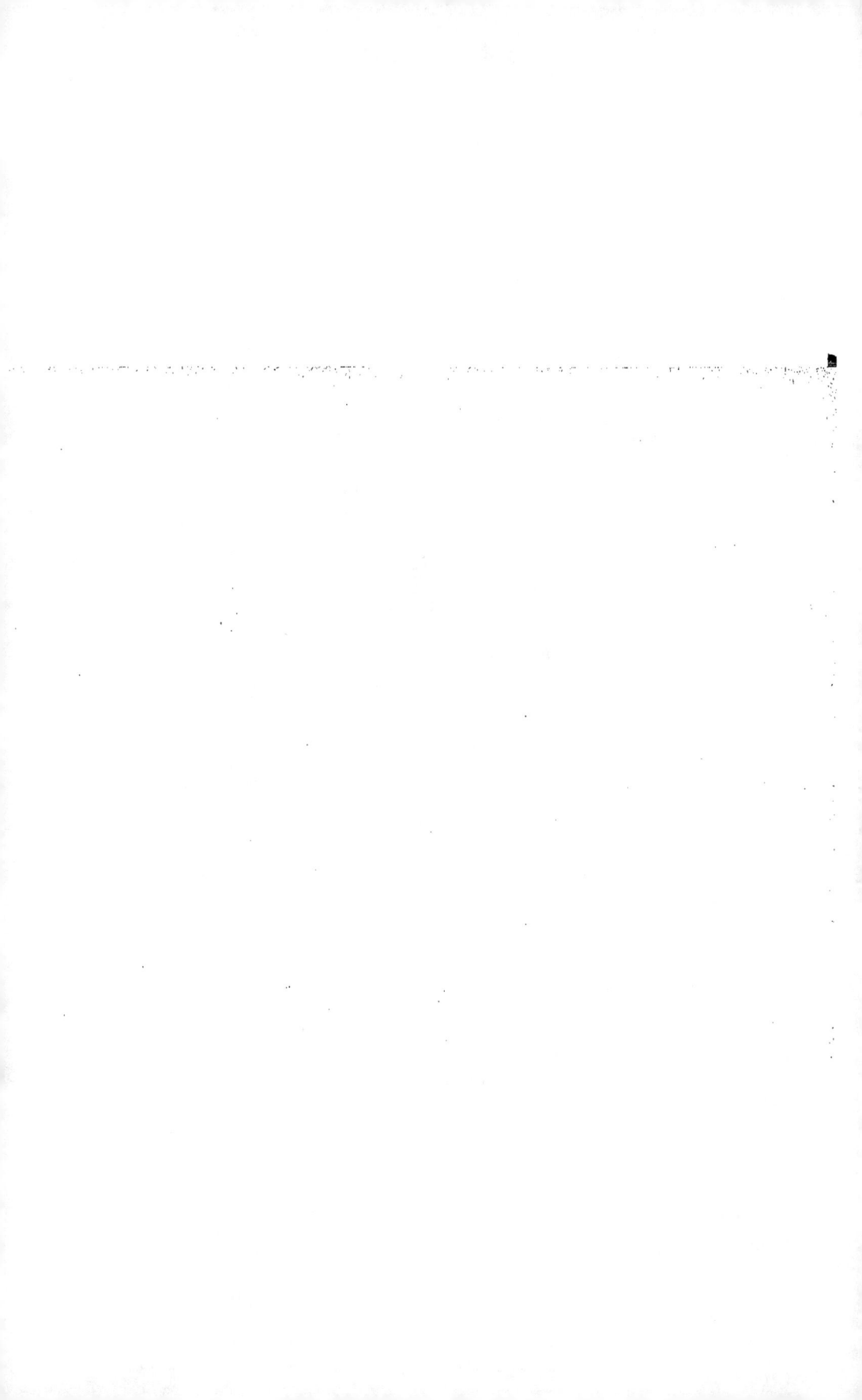

# EXEMPLES D'ANALYSES D'URINES

## AVEC LES CONCLUSIONS A EN TIRER

### N° 1

Volume émis en 24 heures : 475 cent. cubes.

Volume remis à l'analyse : 475 cent. cubes.

Caractères généraux : Urines louches. de couleur jaune-citrin normale. — Débris épithéliaux en suspension. — Odeur sui generis.

Réaction : Franchement acide aux réactifs colorés.

Densité : 1.021 à + 15°.

Action de la chaleur : Ces urines se troublent fortement par la chaleur. et ce trouble se maintient par addition d'acide acétique.

Action du réactif d'Esbach : précipité abondant.

Action du réactif Tanret : précipité abondant insoluble à chaud.

| | Par litre | Par 24 heures |
|---|---|---|
| Urée | 28 gr. 80 | 13 gr. 68 |
| Acide Urique | 0 gr. 41 | 0 gr. 19 |
| Acide phosphorique total en P h O³ | 1 gr. 87 | 0 gr. 89 |
| Chlorures en Na Cl | 3 gr. 16 | 1 gr. 50 |
| Glucose | Néant | Néant |
| Albumine | 0 gr. 85 | 0 gr. 40 |
| Bile et pigments biliaires | Néant. | Néant. |

*Examen microscopique* : Desquamation épithéliale abondante. — Quelques cellules polynucléaires du pus.

Pas de cylindres urinaires nettement caractérisés.

*Conclusions.* — Urines albumineuses et purulentes avec un taux très faible de chlorures.

## N° 2

Volume émis en 24 heures : 1.300 cent cubes.

Volume remis à l'analyse : 650 cent. cubes.

Caractères généraux : Urines de couleur ambrée normale ; légèrement louches, sans dépôt sensible, odeur urineuse sui generis.

Réaction : Franchement acide aux réactifs colorés.

Densité : 1.025 à + 14°.

Action de la chaleur : Rien d'anormal.

Action du réactif d'Esbach : Rien d'anormal.

Action du réactif Tanret : Précipité abondant de *peptones*.

|  | Par litre | Par 24 heures |
|---|---|---|
| Urée | 27 gr. 80 | 36 gr. 14 |
| Acide Urique | 0 gr. 35 | 0 gr. 45 |
| Acide phosphorique total en Ph O⁵ | 1 gr. 95 | 2 gr. 53 |
| Chlorures en Na Cl | 9 gr. 71 | 12 gr. 62 |
| Glucose | Néant | Néant |
| Albumine | Néant | Néant |
| Bile et pigments biliaires | Néant | Néant |

*Examen microscopique*: Débris épithéliaux ordinaires.

Cristaux d'oxalate de chaux en octaèdres. Quelques débris de cylindres granuleux du rein.

*Conclusions.* Peptonurie. Calculs oxaluriques. Irritation des reins.

### N° 3.

Volume émis en 24 heures : 1.800 cent. cubes.

Volume remis à l'analyse : 365 cent. cubes.

Caractères généraux : Urines claires, jaune-citrin, odeur urineuse sui generis, traces de dépôt.

Réaction : Légèrement acide aux réactifs colorés.

Densité : 1.017 à + 12°.

Action de la chaleur : Trouble abondant, insoluble dans l'acide acétique.

Action du réactif d'Esbach : Précipité sensible.

Action du réactif Tanret : Précipité sensible se maintenant à l'ébullition.

| | Par litre | Par 24 heures |
|---|---|---|
| Urée | 15 gr. 20 | 27 gr. 36 |
| Acide urique | 0 gr. 08 | 0 gr. 14 |
| Acide phosphorique total en Ph O$^5$ | 1 gr. 70 | 3 gr. 06 |
| Chlorures en Na Cl | 8 gr. 19 | 14 gr. 74 |
| Glucose | Néant | Néant |
| Albumine | 0 gr. 86 | 1 gr. 55 |
| Bile et pigments biliaires | Néant | Néant |

*Examen microscopique* : Débris épithéliaux abondants; quelques cylindres granuleux à forme petite, quelques cellules polynucléaires de pus.

*Conclusions* : Urines albumineuses avec cylindres urinaires et pus en très petite proportion.

### N° 4.

Volume émis en 24 heures : 3 litres 300.

Volume remis à l'analyse : 250 cent. cubes.

Caractères généraux : Urines claires et limpides de couleur jaune-citrin normale, dépôt nul, odeur sui generis.

Réaction : Franchement acide aux réactifs colorés.

Action de la chaleur : Rien d'anormal.

Densité : 1.025 à + 15°.

Action du réactif d'Esbach : Rien d'anormal.

Action du réactif Tanret : Rien d'anormal.

|  | Par litre | Par 24 heures |
|---|---|---|
| Urée . . . . . . . . . . . . . . . . . . . . | 8 gr. 60 | 28 gr. 38 |
| Acide urique . . . . . . . . . . . . . . | Non dosé | Non dosé |
| Acide phosphorique total en Ph O³ . . . . . . . . . . . . . . . . . | Non dosé | Non dosé |
| Chlorures en Na Cl . . . . . . . . | Non dosés | Non dosés |
| Glucose . . . . . . . . . . . . . . . . | 51 gr. 02 | 168 gr. 36 |
| Albumine. . . . . . . . . . . . . . . . | Néant | Néant |
| Bile et pigments biliaires . . . . . | Néant | Néant |

*Conclusions* : Diabète sucré.

### N° 5.

Volume émis en 24 heures : 1 litre 740.

Volume remis à l'analyse : 740 cent. cubes.

Caractères généraux : Urines limpides de couleur jaune-citrin normale, odeur sui generis urineuse.

Réaction : Franchement acide aux réactifs colorés.

Densité : 1,022 à + 15°.

Action de la chaleur : Traces très faibles d'albumine : louche insoluble dans l'acide acétique.

Action du réactif d'Esbach : Traces de précipité.

Action du réactif Tanret : Très léger précipité de peptones.

|  | Par litre | Par 24 heures |
|---|---|---|
| Urée .................... | 17 gr. 50 | 30 gr. 45 |
| Acide urique .............. | 0 gr. 42 | 0 gr. 73 |
| Acide phosphorique total en Ph O$^5$ ................... | 1 gr. 65 | 2 gr. 87 |
| Chlorures en Na Cl......... | 5 gr. 03 | 8 gr. 75 |
| Glucose.................. | Néant | Néant |
| Albumine................. | Traces | Traces |
| Bile et pigments biliaires .... | Néant | Néant |

*Examen microscopique* : Granulations d'acide urique colorées en brun. Débris épithéliaux ordinaires. Quelques débris de cylindres granuleux du rein.

*Conclusions* : Peptonurie légère indiquant un vice de nutrition. Gravelle urique nettement caractérisée avec légère irritation des reins.

## N° 6.

Volume émis en 24 heures : 1 litre 200.

Volume remis à l'analyse : 1 litre.

Caractères généraux: Urines de couleur ambrée normale, troubles sans dépôt. odeur urineuse sui generis.

Réaction : Franchement acide aux réactifs colorés.

Densité : 1.025 à + 17°.

Action de la chaleur : Pas de précipité: restent légèrement troubles même par addition d'acide acétique.

Action du réactif d'Esbach : Rien d'anormal.

Action du réactif Tanret: Rien d'anormal.

|  | Par litre | Par 24 heures |
|---|---|---|
| Urée ..................... | 23 gr. 20 | 27 gr. 84 |
| Acide urique ............. | 0 gr. 91 | 1 gr. 09 |
| Acide phosphorique total en Ph O⁵ .................. | 1 gr. 80 | 2 gr. 16 |
| Chlorures en Na Cl ........ | 12 gr. 46 | 14 gr. 95 |
| Glucose................. | Néant | Néant |
| Albumine ................ | Néant | Néant |
| Bile et pigments biliaires : | Néant | Néant |

*Examen microscopique*: Quelques débris épithéliaux en plaques. Quelques mycéliums de champignons inférieurs. Pas de cellules polynucléaires du pus, ni de cylindres urinaires.

*Conclusions* : Urines anormales par excès d'acide urique et de chlorures.

## N° 7

Volume émis en 24 heures :            2000 cent. cubes

Volume remis à l'analyse :            1000        —

Caractères généraux : Urines troubles, peu de dépôt, odeur sui generis.

Réaction : Franchement acide aux réactifs colorés.

Densité : 1. 015 à + 18°.

Action de chaleur : Ces urines se troublent fortement par la chaleur, et ce trouble se maintient par addition d'acide acétique.

Action du réactif d'Esbach : Précipité abondant.

Action du réactif Tanret : Précipité abondant persistant en grande partie en chauffant.

|  | Par litre | Par 24 heures. |
|---|---|---|
| Urée................... | 12 gr. 30 | 24 gr. 60 |
| Acide urique ........... | 0 gr. 14 | 0 gr. 28 |
| Acide phosphorique total en Ph O⁵............... | 0 gr. 97 | 1 gr. 94 |
| Chlorures en Na Cl...... | 6 gr. 98 | 13 gr. 96 |
| Glucose ............... | Néant | Néant |
| Albumine............... | 0 gr. 88 | 1 gr. 76 |
| Bile et pigments biliaires. | Néant | Néant |

*Examen microscopique* : Quelques granulations chargées d'acide urique. Pas de cylindres urinaires nettement caractérisés, mais seulement quelques débris fibrineux.

*Conclusions*: Urines albumineuse, contenant peu d'éléments anatomiques du rein.

## N° 8

| | |
|---|---|
| Volume émis en 24 heures | Inconnu |
| Volume remis à l'analyse | Un litre |
| Albumine totale par pesée | 1 gr. 48 par litre |
| Comprenant : | |
| Sérine ou Albumine vraie...... | 0 gr. 56 par litre |
| Globuline ................. | 0 gr. 92 par litre |

### Analyses types d'urines sucrées

| Echantillons N°ˢ | Glucose par litre |
|---|---|
| 1 | 3 gr. 70 |
| 2 | 7 gr. 76 |
| 3 | 12 gr. 45 |
| 4 | 24 gr. 87 |
| 5 | 35 gr. 70 |
| 6 | 38 gr. 40 |
| 7 | 39 gr. 02 |
| 8 | 43 gr. 63 |
| 9 | 58 gr. 53 |
| 10 | 71 gr. 43 |

On voit par ces quelques résultats analytiques que la teneur en sucre des urines diabétiques est très variable, et que cette teneur varie depuis de faibles traces jusqu'à. parfois. une quantité très considérable.

# TABLE DES MATIÈRES

## 2e PARTIE

### EXAMEN MICROSCOPIQUE ET BACTÉRIOLOGIQUE DES URINES

### CRISTAUX ET ÉLÉMENTS SALINS

### ÉLÉMENTS ANATOMIQUES

BUZANÇAIS (INDRE), IMPRIMERIE F. DEVERDUN.

www.ingramcontent.com/pod-product-compliance
Lightning Source LLC
Chambersburg PA
CBHW070508200326
41519CB00013B/2754